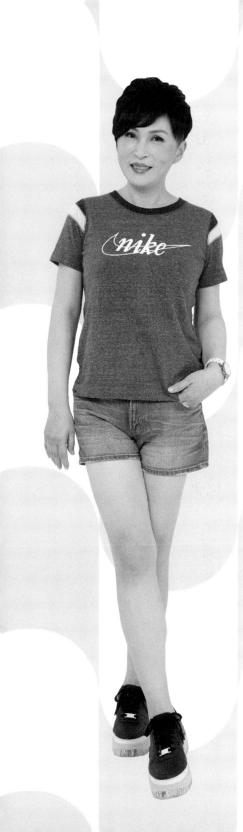

不用餓肚子
5週瘦10公斤

吃美食、睡好覺，
不用上健身房的輕鬆減重法

U0070054

資深醫藥美食記者

王瑞玲——著

王瑞玲小姐是在我們一起上電視談減重時認識的，後來竟然成為熟識的好朋友，她的新書《不用餓肚子，5 週瘦 10 公斤》要我為她寫推薦序，我二話不說，慨然同意。

書中所提「米飯、麵食、五穀根莖類食物都屬於澱粉類的碳水化合物，吃進去的澱粉消化後會產生葡萄糖，這是大腦和神經細胞的能量來源。這就是為什麼不吃澱粉或澱粉吃不夠，腦袋會經常當機的原因，因為大腦和神經細胞沒有足夠能量」，說的真好，腦部需要的葡萄糖一定要由葡萄糖供應，不能自行製造。另又提到「減重時需要攝取足夠的碳水化合物，可以少吃，但不可以不吃，每日攝取量不可以低於 100 公克」，沒錯，生酮飲食是不對的飲食方式，非人人可行，一定要吃足夠的碳水化合物。而「戒掉吃消夜的習慣，才能真正遠離肥胖，斷食和減餐都不能幫你減重」，和我於原水出版社出版的《代謝平衡健康瘦身》書中提倡的「35921」飲食原則有相同概念，也就是三餐都要吃，減少一餐或不吃都是不對的飲食方式。

這是王小姐自己力行心得寫成的減重實踐版的好書，讀者如果要健康減重，一定要購買此書，相信會有正確的觀念。

洪泰雄

國立臺灣大學、中原大學，營養教育傳播課程助理教授

體重控制（大家不喜歡說減重）不只是女人一生的志業，男性體重超標的也為數不少。我相當推薦瑞玲姐的書，裡面不但分享了她「知恥近乎勇」的減重歷程，也提供動手做簡單料理，更教我們如何隨時隨地的運動。現代人的飲食每天不是膏粱厚味，就是含糖飲料不離身，古籍《韓非子》說「香美脆味，厚酒肥肉，甘口而病形」；明代養生專書《壽世保元》也提到「善養生者養內，不善養生者養外，養內者以活臟腑，調順血脈……養外者咨口腹之慾，極滋味之美，窮飲食之樂……」我常跟患者說減重要知道如何聰明的吃，如何多動及隨時走動，書中也提到斷食和減食不能替你減重，端正了許多人的錯誤減重方式，讓我們隨著瑞玲姐一起健康減重吧！

郭大維醫師

扶原中醫體系總院長

現代人食物取得方便，再不像古代需依賴狩獵補食，而食物的製作也逐漸採取精緻高熱量的模式，再加上心理壓力增加及勞動量降低，以上種種造就了目前的全民公敵「肥胖」。即便

我身旁都是醫療背景專業人員，我們也很難擺脫肥胖的糾纏，就連我自己也曾經在大學時期胖到八十多公斤，影響了健康。如何有效率地擺脫肥胖呢，實在是值得好好探討。

　　如同上面所提，肥胖的原因很多，減肥最直接的方法就是移除上面提到的肥胖因子，瑞玲的這本書就從各種不同面向切入，讓民眾有多種武器可以對抗肥胖。本書第一個核心觀念就是減糖，究竟糖分攝取有何重大影響呢？該用什麼東西取代糖分呢？這本書將帶給你重大啟發，絕對值得閱讀。另外也會教大家如何喝水喝得開心有滋味、吃飯的食物入口順序、如何落實生活中的減肥小技巧、如何自己 DIY 做出健康又瘦身的美食，只要詳讀本書再加以實踐，我相信有很高的機率可輕鬆甩掉 10 公斤喲。

張益豪

台北／台中榮總主治醫師
張益豪耳鼻喉專科診所院長

　　隨著時代變遷，國人飲食精緻化，肥胖盛行率逐年上升，「肥胖不是病，胖起來要人命」這是我常常拿來開玩笑的一句話，卻也是非常寫實的一句話。很多慢性疾病的發生確實與肥胖脫離不了關係，所以我們須嚴以律己，好好檢視自己的體重，控制好體重讓 BMI 值落在 18.5 至 23.9，絕對是維持健康的首部曲，替自己好好擬定專屬的飲食計畫，讓我們擺脫疾病！

許瓊月

天璽營養諮詢中心院長

　　記得第一次和瑞玲姐同一飯桌時，我拿著手機開啟相機模式，你以為我要拍美食嗎？錯！我的目的是拍攝瑞玲姐吃什麼、怎麼吃。後來我發現除了單點的餐之外，Buffet 食物她一樣也沒放過，這樣的分量跟她現在的身材完全不符合邏輯啊——

　　雖然知道瑞玲姐努力減重，但在電台節目專訪她時，一點也感受不到減重人的無精打采或整個靈魂已抽離的樣子，反而更像裡面裝了勁量電池一樣充滿活力，聽眾差點聽不出到底誰是主 key 啦；享受美食又能維持好身材到底是怎麼辦到的呢？只有在瑞玲姐的新書才知道喔！

　　當我們年齡不斷增加時，你真的會越想往體重越輕的人靠攏，那是一種時時刻刻提醒自己不要放棄自己的方式。讓我們一起跟瑞玲姐活出健康與自信吧！

森林

DJ

認識王姐就是一種緣分！王姐是電視夯咖！

每次看到王姐就是充滿了朝氣和正能量。因為我是晚輩，只能偷偷看她那美麗又健康的倩影在我眼前出現，我當時只有一個想法：如何讓女人可以又美麗又充滿健康與性魅力？今天我終於明白了！

看到王姐要出版的新書，分享吃出健康吃出美味的 5 週飲食計畫；要知道快意人生真的很簡單，要做到卻是不簡單，就從王姐這本書的簡單方法做起，您我將有新的健康養護系統可以遵循。說到做到，我會騙您嗎！

我是年輕人的代表人物。年輕人都喜歡喝含糖飲料又不喜歡喝水，吃飯常常很不定時，又喜歡吃消夜。看完王姐的書後，簡直是看到救星降臨！所有最簡單又正確的飲食方法，在王姐這本書中全部都會得到答案！

快點買一本來看啦！所有的地精們！回報我的方式就是——按讚訂閱加分享！

酷炫導演
WACKYBOYS 反骨團體

PROLOGUE

"想瘦„
就能享瘦，更可以享壽

> 這本書用自我實驗的方式，記錄如何在 5 週減 10 公斤、6 週減 13 公斤、8 週減 17 公斤，又是如何輕鬆渡過減重停滯期。這本書不是要教你瘦得像紙片人一樣，而是告訴你用最輕鬆、無負擔、少壓力的情況下就可以輕鬆減重，方法很簡單——改變飲食生活習慣。就算是長年頑固的胖子，也可以奇蹟般地輕鬆瘦下來，瘦得健康、美麗、帥氣、快樂、年輕，更不怕再復胖！

你也是這樣嗎？

臉，怎麼越來越圓了？

肚子，怎麼越來越大了？

腰圍，怎麼越來越寬了？

手臂，怎麼越來越壯了？

大腿，怎麼越來越粗了？

走路，怎麼越來越喘了？

衣服，怎麼越買越大號了？

健康檢查的紅字，怎麼越來越多了？

是不是會對自己的外型和身體狀況越來越不滿意了呢？

開始覺得，

我好想減肥……

好想讓腳步變得輕盈一點……

好想讓身體變得健康一點……

好想讓外表變得年輕一點……

→) # 打開自己的肥胖史 (←

從來沒有想過要寫有關減重方面的書，因為自己這 10 年來的體重始終處於不穩定的狀態，身材忽胖忽瘦。翻開 10 年前 40 歲的照片，整個人像是圓柱體，我算是骨架大的人，一胖起來不僅是虎背熊腰，還有中年發福的大嬸味。

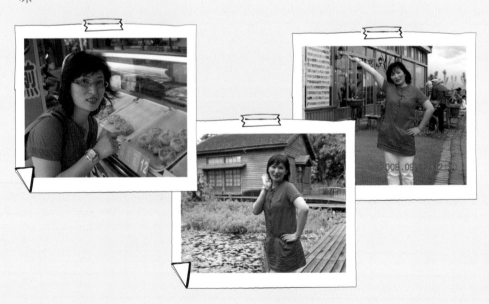

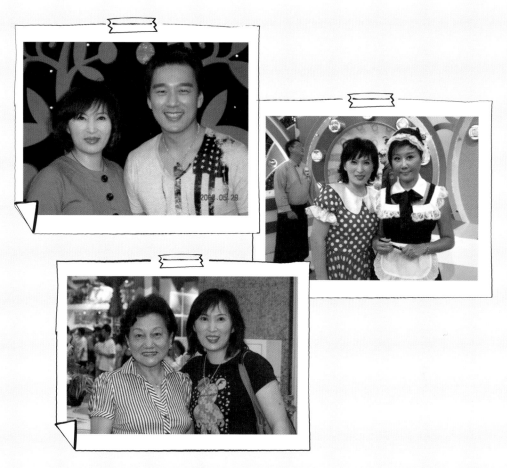

▲ 40 多歲時的身材像小熊維尼，圓滾滾的不是福氣，而是隱藏對身體的傷害。

　　再婚給自己的肥胖理由是「幸福肥」。婚後大小情人對我寵愛無極限，若半夜想吃鹹酥雞、炸雞排、滷味、胡椒餅、冰淇淋，父子倆會像美食快遞員一樣把食物送到我面前，讓我大快朵頤。當時認為這才是幸福的指標，但這幾年體重變化得嚇人，特別是在 47 歲更年期剛來時，一度胖到快 70 公斤！

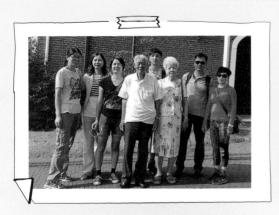

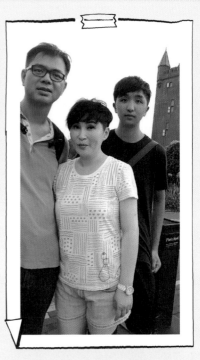

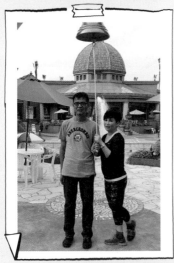

▲◀ 婚後的幸福肥，讓我體重飆到快 70 公斤，在大情人的家族裡是個矮又胖的哈比人。

　　不知從何開始，衣服越買越寬鬆，SIZE 已經從 M 號穿到 XL，過一陣子又從 XL 穿到 XXL，粗腰凸肚就像懷胎六月一樣。就算是努力吸氣，褲頭的拉鍊依舊拉不上去、扣不起來，褲管拉到大腿就卡住再也上不去了，不是褲子尺寸太小，而是身材變胖了。某次我在衣櫃前站了半天，卻挑不到一件可以

穿的衣服,才驚覺不是衣櫃裡少了一件衣服,而是身上多了一些不需要的脂肪與贅肉!

　　我也是第一次真正感受到什麼叫做「肥滿」,手臂贅肉把袖口塞得滿滿的、緊緊的,坐著的時候屁股和馬鞍臀已經溢出椅墊外。某次坐在有扶手的小塑膠椅上和朋友聊天,準備起身時,屁股竟卡著椅子一起抬了起來!全部的人笑翻了,當時真希望地上有洞讓我鑽進去,實在糗爆了!

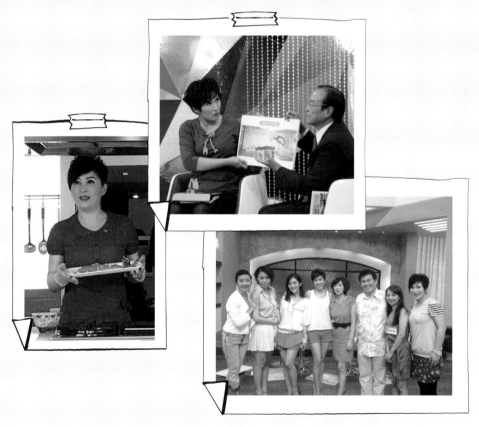

▲ 全身肥滿就像個孕婦,衣服也被贅肉塞得變形像灌香腸般。

各種減肥方法，只帶來惡性循環

我和其他想瘦下來的人一樣，不斷尋找能讓體重數字減少的方法。以為服用減肥藥就能輕鬆減去一身肥肉，但過程中卻帶來口渴、心悸、失眠的副作用，飲食還要配合餐點過水、不能吃澱粉等種種禁忌。

服藥期間當然有瘦下來，因為藥物能抑制食慾，連想吃的慾望都沒有。但皮膚變得乾燥沒有光澤，且只要停藥後回到正常飲食就快速復胖，還會比減重前再多增加個 5、6 公斤！

一旦復胖了，又再去找減重醫師開控制體重的藥物，這時除了要減去多出來的體重之外，還要再減去不該留在身體的重量。用這種方式減肥，心情會一直都很差，不斷地陷在胖了又瘦、瘦又胖的惡性循環裡；即便是醫師開的處方箋，畢竟吃的是藥物，心悸、嘴乾、落髮、失眠的副作用，每一樣全都發生在我身上！

我在醫美發展的年代裡，有機會參與侵入性的抽脂及超音波雕塑過程，讓醫師在我的手臂、肚子、大腿上，拿個抽吸管上下來回左右，把脂肪抽出來。除了要承受手術過程中麻醉的風險外，術後的恢復期則是要承受身體就像是被大卡車輾過去的劇烈疼痛，凡是抽過的部位都會出現嚴重腫脹瘀青。每

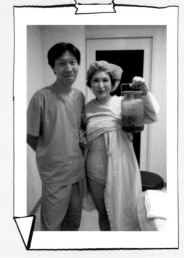

天要穿脫束縛衣，直到 3 個月後才會慢慢復原。恢復過程中在飲食習慣沒改變的情況下，又覺得「抽脂就不會再變胖」的錯誤觀念，不到一年的時間又養大了脂肪細胞，體型不僅回復到未抽脂的狀況，體重更沒有下降！

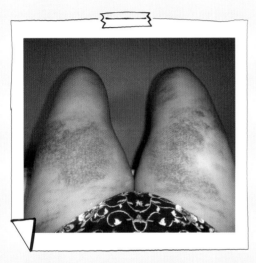
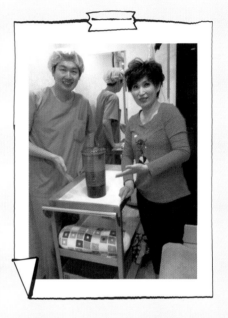

▲▶ 不要以為抽脂不會再變胖！不但要承受麻醉風險和術後劇烈疼痛，若飲食習慣沒有改變，這些脂肪細胞很快會被再養大。

　　更不知用了多少次激烈手段，像是一天只吃一餐或不吃，更多次嘗試單一食物減重。隨著年紀越大，效果越差，身體狀況更是越來越糟糕。或許你在 30 歲之前也嘗試過「不吃就可以瘦」的經驗，那真的是拜年輕之所賜，新陳代謝好且體內瘦體素還未完全流失。但這一招年過 30 就不管用了，少吃或不吃只會流失肌肉造成「肌少症」，剩下來的只有脂肪。有時體重計上面的數字雖達到滿意程度，但檢查時體脂肪總是超標。

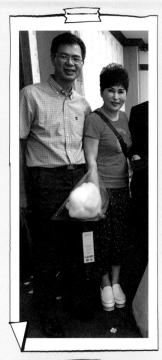

當沒有任何食物進入身體的時候，身體為了節省能量，就會開始降低新陳代謝及卡路里的消耗，所以長時間禁食或用餐時間不規律，都會影響新陳代謝的運作，反而越減越胖，還會營養不良！嚴格來說，我當了 10 年的胖子，全身的脂肪量超過 33%，還是重度脂肪肝患者。

快樂減重才是長久方法

大部分的胖子之所以會胖，多數是「吃」出來的，對飲食的慾望也比較強烈。少部分是因為疾病造成，例如甲狀腺功能低下、多囊性卵巢症候群、肝功能異常、腎臟病造成的腹水、腹部腫瘤等等。否則，大多數體重過重、腰圍過粗、四肢過胖的人，都是「吃」惹的禍！

我無法過午不食，因為我不是修行人，而且餓太久血糖會不穩定，情緒會變得很差、暴躁易怒，工作效率更是低，反而更容易抓狂暴食！我也無法只吃水煮、過水的食物，講求美味的我，怎麼可能讓減重來剝奪吃美食的樂趣呢？光是這樣想就覺得減重好不快樂，幾度想放棄減重的念頭……

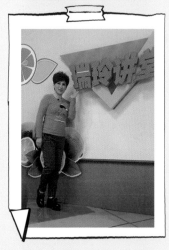

▲ 用不吃或少吃的方法減重，外表看似標準，其實體脂肪一直都超標，還成了重度脂肪肝的患者。

不快樂的減重方法復胖率真的很高！例如你一再克制自己想吃東西、想吃澱粉的慾望，一旦壓抑不住，就會卯起來大吃特吃，吃完再來後悔。橋段每天重複上演著，絕對無法好好減重，減重的日子變成遙遙無期……所以唯有快樂減肥，才能事半功倍，永不復胖！

→) **減重別急著做運動，先把體重降下來再説** (←

減重不外乎就是把握兩個原則，一個是飲食，一個是運動。有人主張飲食與運動的比例是 6 比 4，也有人主張 7 比 3。若你不喜歡運動、不喜歡汗流浹背，或是跟我一樣不方便運動，例如膝關節曾經受過傷、膝關節退化、脊椎長骨刺等等，那麼飲食與運動的比例就用 9 比 1。

要減重，全世界的減重醫師都會建議先從飲食著手，而不是從運動開始。若不搭配飲食，就算再怎麼拼死命運動，也都瘦不下來，過度運動反而讓體型越練越壯碩，變得虎背熊腰。男生倒好，女人就不行了，會很難看。而且想要靠運動持之以恆地瘦下來，不是很容易的事，需要相當大的耐心、決心和毅力。所以倒不如先從改變飲食生活習慣著手最簡單，習慣養成自然，就沒有瘦不下來的問題了！

只要學會如何進食與挑食，不用挨餓節食、沒有不快樂負面情緒，再隨時隨地動一動，訓練大腿肌肉、鍛鍊腹部核心肌群、緊實手臂及臀部，短短

5 個星期就少了 10 公斤，體脂肪從 33% 也
降到 15%，身體年齡甚至小於實際年齡。自
開始減重至今已超過一年，不但沒有復胖，
還不知不覺瘦了 17 公斤！

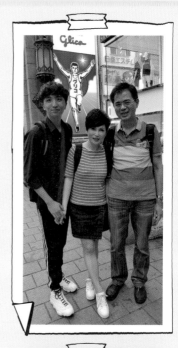

胖的時候真的又老又醜，拿瘦下來的照
片和 10 年前、5 年前對比，改變真的很大，
彷彿年輕了 10 歲。沒買衣服但衣服卻變多
了，因為原本穿不下的衣服都可以再度重見
天日；多喝水讓皮膚光滑有彈性；聰明吃澱
粉讓手臂和大腿變細、屁股的尺寸也變小了。
隨時隨地動一動，外擴的馬鞍臀也消失了，
變成緊實的小蜜桃臀！

想減重的人會問我：「減重，難不難？」

我會告訴他們：「用我的方法，減重，
真的不難！」

又會問我：「用什麼方法減重最快？」

我會告訴他們：「改變飲食生活習慣，
是最快、最有效、最不會復胖的減重方法，
而且減掉的不只是體重計上的重量，而是體
內不需要的脂肪，完完全全減『重』成功！」

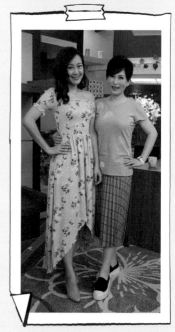

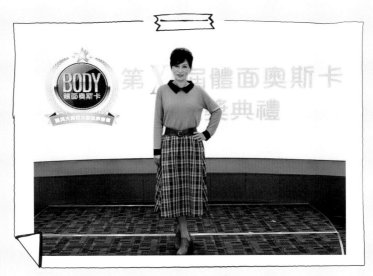

▲ 改變飲食習慣輕鬆減掉體脂肪，四肢纖細、臀部變小，身材曲線
玲瓏有緻，衣服 SIZE 變 S 號。

　　若想找到一個非常輕鬆又真正能減到體重與體脂的方法，就是把減重養
成日常生活習慣！例如早上起床會刷牙、口渴會喝水、肚子餓會吃飯、累了
會想睡覺、天冷了會添加衣服等等，這些不是平常都要做的事情嗎？減重，
只是稍微改變原本日常生活就要做的事情，像是刷牙時邊做深蹲、不口渴也
要喝到足量的水、吃飯時細嚼慢嚥等等，讓習慣成為生活的一部分，減重真
的不難！

　　能邊吃邊瘦，對想減重的人來說是最開心不過的事。我也喜歡到處品嚐
美食，畢竟吃美食是可以讓人心情愉悅的方式之一，現在只要學會減重的遊
戲規則，稍微改變一下飲食與生活習慣，就再也不用擔心吃美食會變胖的問
題囉！

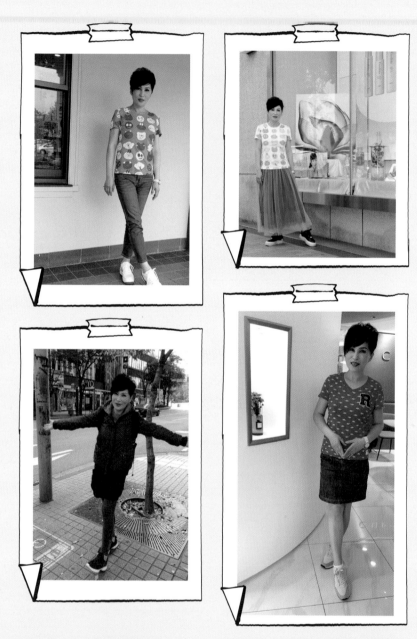

▲ 改變飲食生活習慣輕鬆減下 17 公斤，彷彿年輕 10 歲，體力、氣色、膚質都變得特別好，穿不下的衣服又重見天日！

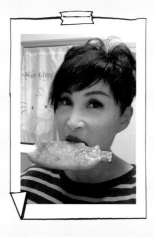 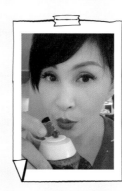 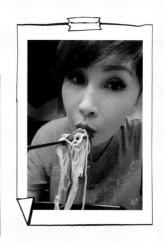

▲ 邊吃邊瘦不是夢，享受美食也可以擁有減重的樂趣！

為什麼要減重？
因為世界上沒有長壽的胖子！

　　知道嗎？全世界因肥胖致死的人，其實比餓死的人多。根據統計，全球每年有 280 萬人因肥胖死亡，肥胖者的患病率為非肥胖者的 5 倍。在台灣肥胖的年齡也越來越小，小胖子一堆，老年肥胖的人數也越來越多，中壯年就不用說了，每兩個人就有一個是胖子，一個還患有脂肪肝。肥胖對身體來說，真的是禍，不是福！

　　肥胖是一種另類傳染病，因為環境會影響肥胖發生率。倘若你周遭的朋友、家人都是肥胖體型，可能連飲食、生活習慣都一樣。所以在你眼中胖子根本就不是胖子，胖是理所當然的，因為大家的體型都一樣，要胖大家一起胖，這種傳染是不是很可怕呢？

要知道肥胖不是罪，而是一種疾病。肥胖者通常會增加高血壓、高血脂、心臟病、腎臟衰竭、睡眠呼吸中止症、猝死等機率。所以說肥胖的人想要長壽，幾乎是不可能的事，至少到目前為止全世界沒有長壽的胖子！

簡單計算就能知道自己是不是胖子

要認識肥胖，絕對不是只有外在看起來胖而已，而是要知道身體裡面藏了多少脂肪，從醫學上的健康指標就是看「體脂肪率」。減重前可以買一台測量體重和體脂肪的機器，或者找個時間去家醫科測量身體狀況，包括肌肉、脂肪、水分和骨骼在體內的比例。先瞭解身體狀況再減重，一定可以事半功倍！

世界衛生組織以身體質量指數也就是（BMI）來衡量肥胖的程度，計算公式不難，體重（公斤）除以身高（公尺）的平方，拿起計算機按一按就知道了。

如果你還是不會算，那很簡單，你可以上衛生福利部國民健康署的「健康九九網站」（http://health99.hpa.gov.tw/OnlinkHealth/Onlink_BMI.aspx），直接輸入你的身高與體重，它就會幫你算出 BMI 值，並告知是否標準。

國民健康署建議成人的 BMI 應該維持在 18.5 到 24 之間，所以如果大於或等於 24，就該減肥啦！即使 BMI 值沒有超過標準，也先別高興得太早，還要看「腰圍與腰臀比」，男性腰圍超過 90 公分（約 35.5 吋），女性超過 80

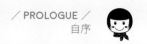

公分（約 31 吋），也算是「肥胖」。我常說「八九不離死」，數字會說話，
超過標準，對健康威脅很大。

成人肥胖定義	身體質量指數（BMI）	腰圍（cm）
體重過輕	BMI ＜ 18.5	男性：≧ 90 公分 （約 35.5 吋） 女性：≧ 80 公分 （約 31 吋）
健康體位	18.5 ≦ BMI ＜ 24	
體位異常	過重：24 ≦ BMI ＜ 27 輕度肥胖：27 ≦ BMI ＜ 30 中度肥胖：30 ≦ BMI ＜ 35 重度肥胖：BMI ≧ 35	

《資料來源：衛生福利部國民健康署》

　　腰臀比若超過正常值，表示你有個大腹便便的腰圍，不僅是處於肥胖狀
態，內臟囤積的脂肪也比較多，比正常人更容易罹患新陳代謝疾病、心血管
疾病、動脈粥狀硬化、高血壓、糖尿病、高血脂症和腎臟病等慢性病。總之，
你的腰圍越粗，罹患的機率就越高！

　　想瘦不用等明天，隨時都可以開始，讓我們天天遠離肥胖吧！

王瑞玲

CONTENTS

PART 4
{自己動手做}
美味降脂料理

PART 5
{隨時隨地}
都是你的運動場

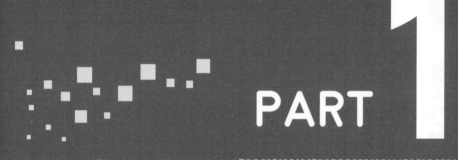

PART 1

{5週飲食計畫}
輕鬆甩掉10公斤

減重**五**大好習慣：戒糖、減醣、多喝水、7分飽、7點半前吃完晚餐。每週增加一個好習慣，不知不覺迎來滿意的身材。

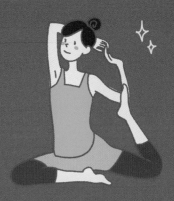

"戒糖"
輕鬆擺脫大腹婆、大象腿，
還能變得更年輕

減重 時什麼水都可以喝，就是不要喝「糖水」；什麼東西都可以吃，就是不要「吃含糖食物」！因為糖是造成肥胖的頭號公敵，更是拖垮身體，讓皮膚快速老化的最大殺手。減重者第一步就是戒掉所有含糖飲料和食品。

→ 難以抗拒的甜味 ←

每個禮拜 TLC 播出的《沉重人生》節目裡，所有肥胖患者的飲食幾乎都離不開糖，他們每餐搭配可樂、加味水、奶昔，嘴饞時更是把甜甜圈、餅乾、冰淇淋、巧克力等含糖的垃圾食物往嘴裡送。不戒糖的下場是胖得不成人型，如同一個巨怪生活在地球上！這些患者不僅外表看起來比實際年齡老，身體在糖分的侵襲下，還伴隨著隨時會要了他們命的高血脂症、高膽固醇、高血糖、心臟病、腎臟病，醫生一旦讓這些患者不許再碰糖，體重和體脂肪就會開始急速下降，也不再顯老。

　　為什麼糖會顯老呢？美國的皮膚科醫生指出，過多糖分會讓膠原蛋白與彈力纖維脆化、硬化到斷裂，造成皮膚鬆弛，出現皺紋等老化現象。上 YouTube 也可以找到攝取過多糖分使臉上肌膚老化的影片。但只要戒掉糖，就可以在短時間之內讓皮膚緊實與細緻。

　　戒糖，對嗜糖成癮的人來說是相當困難的事，但卻是減重非常關鍵的第一步。

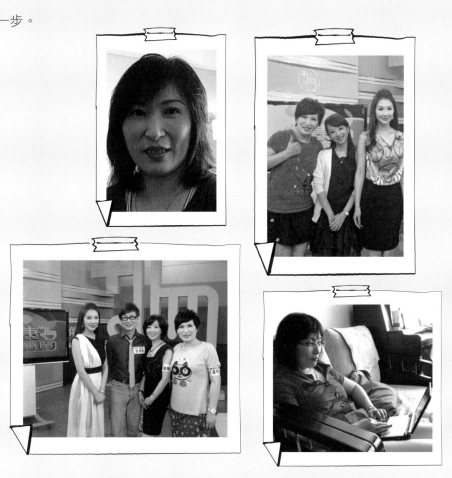

▲ 我以前愛吃甜食，身分證年齡還不到 40 歲，臉上卻飄散著濃濃大嬸味。身材更是大走鐘，肚子可以當桌子，衣服上的圖案自動放大，健康早已亮紅燈！

→ 甜蜜背後隱藏肥胖、皮膚老化與身體傷害 ←

　　我在減重之前不喜歡喝水，每天還要喝 2 至 3 杯 700cc 的手搖茶當飲料，一杯是用新鮮水果當基底的水果冰茶，另一杯則是加上濃濃黑糖膏的珍珠鮮奶茶。而且下午若逮到機會吃點心，各種口味的蛋糕、甜派、泡芙、甜甜圈、紅豆餅必定是首選；或是正餐明明就已經吃得很飽、很撐了，硬是有「裝甜點是另一個胃」的想法，把布丁、果凍、冰淇淋、和菓子再塞進肚子裡，做為一餐完食的 ENDING；追劇時，還會不知不覺獨自吃完一整桶哈根達斯……

　　坦白說，當時每天喝手搖飲完全沒有罪惡感。心想既然整杯基底都是新鮮水果做的，喝完飲料還可以把水果吃掉，多少也算有補充一些纖維；黑糖膏可以補充微量元素和礦物質，或是改用蔗糖，至少都比果糖好吧……明明知道不好，硬是要製造喝含糖飲料的藉口。

　　特別是壓力大的時候，甜食會讓心情變得比較愉快，因為甜味可以改變血清素繼而舒緩壓力。就此開始依賴甜食，壓力一大就想吃，沒吃情緒就會低落，反而讓壓力更大。惡性循環的結果就是對體重、健康都造成沉重負擔。甜蜜的背後，對身體由內而外真的會造成很大的傷害！

　　尤其下半身脂肪堆積的情況更是「壯觀」，光是肚子四周圍的脂肪會漸漸厚實起來，用手指就可以在腰部輕易掐出一坨肥肉；大腿也變得粗壯，合併起來幾乎沒有縫隙。有時像是筆、橡皮擦、迴紋針不小心從書桌掉下去，兩腿一夾竟然能完美接住！

走路時更痛苦，大腿內側總是摩擦到紅腫起疹子，兩腿若開開走路又像七爺八爺，每天還得在大腿內側抹上大量痱子粉減少摩擦。內側兩坨肥肉讓我無法擁有淑女般的優雅坐姿，平時只能穿裙子，在沒人注意的時候還得趕緊把兩腿打開通風一下，因為很會流汗！若是穿長褲，內側布料很快就會起毛球、磨破，真的一點都不誇張！

除了外在，糖也讓體內產生了變化。健康檢查數據在減重前已經開始出現紅字：總膽固醇 233mg ／ dL（正常值小於 200）、低密度膽固醇（壞膽固醇）158 mg ／ dL（正常值小於 140）、高密度膽固醇 53 mg ／ dL（正常值小於 40）、三酸甘油脂 140 mg ／ dL（正常 50 至 150），再加上 47 歲就檢查出有中度脂肪肝，48 歲變成重度脂肪肝。

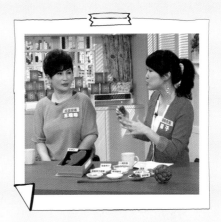

心想這下完了，已經不是只有肥胖問題，潛在的心血管疾病也離我不遠矣！這些可怕的數字和經驗都是要告訴你：吃糖對身體不但沒有好處，還會讓外表臃腫難看又有老態！

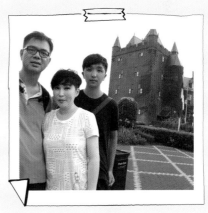

▲ 47 歲時就已經檢查出中度脂肪肝，48 歲已成為重度脂肪肝患者。

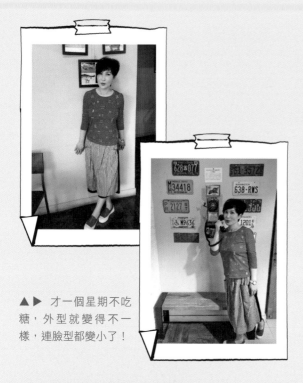

▲▶ 才一個星期不吃糖，外型就變得不一樣，連臉型都變小了！

我下定決心把數字反紅為藍，第一件事就是把含糖飲料及加工食品全部戒掉，養成不吃糖的習慣。回顧自己的飲食習慣就發現平時攝取不少含糖食品，就算在家裡做飯，也會因為要用糖來取代味精，無形中讓自己和家人攝取過多糖分。結果我一個星期不吃糖就輕鬆減掉 2 公斤，體脂肪從 33% 下降到 30%，原本凸出來的肚子像消風的氣球，變得較為平坦；走路時大腿內側的摩擦也變少了，臉上皮膚也跟著變得緊實與細緻，這麼明顯的變化讓我覺得非常不可思議！

→) 選對糖，減重也可以嘗甜頭 (←

已經有不少研究與報導都告訴消費者，手搖飲裡常用的高果糖玉米糖漿不是好糖，容易變成囤積在身體裡的脂肪，導致肥胖、脂肪肝、高血脂症、代謝症候群等疾病，對人體的傷害可不小！那麼你會想蔗糖應該就是很健康

囉？錯！蔗糖吃多了也是會變胖的！不能説糖對人體沒有任何幫助，它能夠在運動的時候快速提供熱量；如果出現低血糖，攝取糖分也能更快速地讓血糖上升，反而成為救你一命的東西。但畢竟糖不是生活必需品，減重期間戒糖更是必要的，會讓減重速度變得很快。

可是人生沒有甜味是非常無趣的，叫我天天喝無味的開水應該也做不到，所以總要找個東西來滿足吃甜食的慾望。我父親是糖尿病患者，長年要尋找砂糖的替代品，才不致於影響血糖值。早期糖尿病患者及減重者會選擇阿斯巴甜的人工甜味劑，但它不耐熱，不適用於烹調和熱飲，此外阿斯巴甜也出現不少爭議，包括長期食用會出現憂鬱、過度刺激某些神經，也可能造成視網膜受損、干擾 DNA 並導致先天缺陷等副作用，有苯丙酮尿症遺傳性疾病的人也是不能食用的。

後來我在大賣場發現「赤藻糖醇」，從此它開始取代家中使用的糖，凡是必須加糖的飲料和料理，我全部改用赤藻糖醇。

赤藻糖醇是滿足吃甜食慾望的取代物，它原本就是針對糖尿病患者及減重者使用的代糖，但它不是化學原料製造的人工代糖，而是存在於水果、菇類及發酵製品當中，像是酒、醋、味噌等，透過天然植物發酵取得的糖醇。

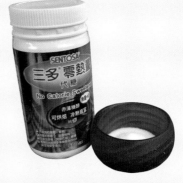

▲ 天然植物發酵的赤藻糖醇，成為減重時吃甜食慾望的取代物。

除了滿足甜味之外，赤藻糖醇也不會像一般的糖，吃完之後會在嘴裡殘留酸味。食用之後迅速被小腸吸收，並快速由尿液排出體外，不需要代謝分解的過程，不會造成血糖大幅上升，所以不影響胰島素分泌，更不會在體內囤積。

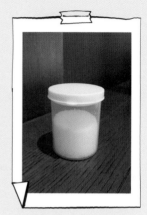

▲ 找個小罐子隨身攜帶赤藻糖醇，想喝飲料時自己添加，可減少砂糖攝取，有利於減重。

赤藻糖醇是美國 FDA 認證 GRAS 的食品等級，就是保證安全不含蔗糖、人工阿斯巴甜糖、甘味劑，更不含糖精、防腐劑、香料，好處是可以高溫烹調，也可以放在冷飲中使用。它取代我做菜與喝飲料時使用的糖，一湯匙赤藻糖醇等於 2 至 4 湯匙的蔗糖甜度，重點是──零熱量！我從減重開始至今都養成習慣，出門時把它裝在一個小罐子裡，要喝飲料時就自己添加赤藻糖醇。

赤藻糖醇哪裡買？

TIPS

大賣場就有賣，像是家樂福放在調味料區、大潤發放在保健食品區，一罐約 399 元。

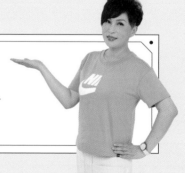

POINT 02

"減醣"
小腹平坦、四肢纖細、
順利減去體脂肪

> **減醣**，是減少攝取「酉」字旁的醣，我強調的是「減少」，而不是完全不碰！最常聽到減重的人說：「我減重時都完全不敢碰澱粉耶！真的很有效，但也真的很痛苦……」減重時戒掉澱粉的人，會覺得減重是一件非常不快樂的事。這些人的腦袋會經常放空、眼神呆滯、常常忘東忘西，直嚷自己是初老症犯了，才會出現記憶力衰退、注意力無法集中，其實都是不吃澱粉惹的禍！

→ ## 碳水化合物不足，
不會瘦身，只會更傷身 ←

　　米飯、麵食、五穀根莖類的食物都屬於澱粉類的碳水化合物，吃進去的澱粉消化後會產生葡萄糖，這是大腦和神經細胞的能量來源。這就是為什麼不吃澱粉或澱粉吃不夠，腦袋會經常當機的原因，因為沒有給大腦和神經細胞足夠的能量。減重時是需要攝取足夠的碳水化合物，可以少吃，但不可以不吃，每日攝取量不可以低於 100 公克。

且若體內碳水化合物長期不足，不是只有變笨、反應遲鈍而已，也會增加罹患糖尿病、腎臟病的機率。再告訴要減重的各位，在日本有位倡導三餐不吃主食澱粉的減重達人，在 61 歲時因心臟衰竭猝死。美國哈佛大學在醫學權威期刊《刺胳針》（The Lancet）的研究也指出，每日攝取不到 40% 的碳水化合物，會提高早死的風險！

但是到底為什麼減重總是會關注澱粉的攝取量呢？因為身體要產生能量時，會先燃燒醣類，之後才輪到脂肪。所以如果攝取過多醣類，怎麼樣都燃燒不完，就一直輪不到脂肪被消耗了！雪上加霜的是，此時還會分泌肥胖荷爾蒙——胰島素來降低血糖，將多餘營養轉為脂肪囤積在體內，體重當然居高不下。

精緻化澱粉，會讓身形變得很不精緻

但到底要吃那些澱粉呢？先說說讓很多人難以抗拒的甜食或精緻化澱粉，這些也讓臀部與大腿無可避免地累積脂肪，變成西洋梨般的身材！減重期間最好能盡量將精緻麵粉類的食物降到最低，以便將脂肪分解成酮體、加速燃燒，變成身體能量來源，達到瘦身、降體脂的

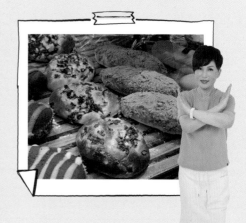

效果。所以像是麵包、pizza、蛋糕、餅乾，減重時最好都不要碰，畢竟裡面的添加物太多，包括油、糖、鹽、加工食品、起司……等等，都是不利於減重的食品。

但若真的很想吃麵包，那麼口味就盡量挑選「簡單、天然」的歐式麵包。台式麵包會添加肉鬆、蔥油、培根、熱狗、過多的油脂；歐式麵包又稱為硬式

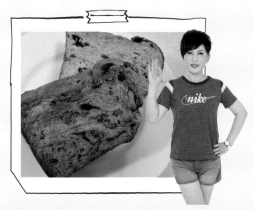

▲精緻的台式麵包對減重不利，想吃麵包盡量挑選簡單天然的裸麥麵包。

麵包，材料簡單卻很健康，口感紮實有韌性，粗糙的口感需要細嚼慢嚥，剛好藉此讓肚子容易有飽足感，對減重比較沒有負擔。要小心的是，每天最多只能攝取一個手掌大小的麵包，吃太多仍然會囤積在下半身，畢竟麵包裡多少都含有一些油脂、堅果、果乾。

→) 找對方法，開心享用麵食 (←

主食的澱粉大致可分為米食跟麵粉類。很多人對碳水化合物又愛又恨，其實是吃多或吃錯時間，提高了肥胖的機會！要知道，食物越難消化，會讓身體耗費越多熱量，所以同樣是澱粉，米飯比麵食更難消化，身上的脂肪就更能啟動燃燒機制，才會說吃米飯可以減少脂肪。減重時改吃米飯後，餐後

4、5 個小時都不太容易感到饑餓，餐與餐之間吃零食甜點的慾望也降低許多！所以要減重真的可以養成吃白米飯的習慣。

想吃麵條時則要學會聰明吃！尤其吃麵食類很容易感到飢餓，經常餐後不到 2 個小時飢餓感就上升，想吃東西的慾望隨之而來。我是北方人，從小到大家裡吃麵食類的機會比吃米飯還要多，不是炸醬麵就是水餃、鍋貼，要不然就是山東大饅頭，所以剛開始要戒掉麵食類的食物是有一點難。

如果真的很想吃麵食，在減重期間建議盡量選擇蕎麥麵，它有豐富的膳食纖維與維生素，又屬於低 GI、不會發胖的碳水化合物，還能幫助脂肪的燃燒，非常適合減重時食用。若是沒有蕎麥麵，就要調整麵條的分量，例如牛肉麵一碗只吃 1／3 的麵，牛肉可以多吃幾片，牛肉湯偏鹹偏油所以不要喝，除非是自己熬的，可以做到少鹽少油。如果連炸醬也自己做，油、鹽、糖的分量都可以自己控制，熱量可以少很多（Part4 有教大家如何做低脂的番茄惡魔牛肉麵及低脂紹興酒肉燥）。

至於水餃和鍋貼，如果下定決心要 5 週減 10 公斤，這段時間就先別吃了吧！水餃內容看似單純，但一顆熱量大約有 30 卡，鍋貼加了油煎，一顆約有 75 卡。要吃飽的話，一盤得吃上 10 顆，很快就熱量破表了。

想吃米食選冷飯，有飽足感又不發胖

當澱粉選擇米飯之後，最重要的還要選擇吃冷飯。日本人經常吃冷飯，帶便當也是冷飯，研究發現冷飯對於減重幫助非常大，也是日本女性保持身材纖瘦的飲食方式。冷飯的熱量比熱飯還要來得低，根據日本研究顯示，一碗熱飯的熱量大約 250 至 300 卡，但是一碗冷飯的熱量只有 120 到 150 卡。

冷飯其實很簡單，不管是五穀雜糧或白米飯，就是把電鍋裡剛煮好的熱飯放涼了再吃，就叫做冷飯。到便利商店也很容易選購冷飯，像是早餐和午餐我就會選擇兩個御飯糰，任何口味都可以，現在維持身材也是靠冷飯，腰圍從原本的 31 吋變成 25 吋。

由於冷飯含有難以被人體消化吸收的「抗性澱粉」，能幫助脂肪代謝！當冷飯吃進肚子裡之後，它能延緩碳水化合物的消化與吸收，到了大腸會被腸內菌種發酵成短鏈脂肪酸，短鏈脂肪酸沒有熱量但會帶來飽足

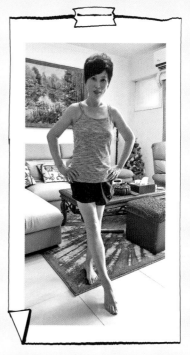

▲ 改吃冷飯之後，粗手臂和胖大腿都不見了，四肢變得纖細，腰圍也少了好幾吋，小腹更平坦。

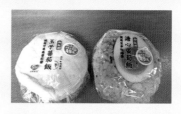

▲ 現成的御飯糰或是冷飯，可以滿足吃澱粉的慾望，也不容易發胖，可以保持身材纖瘦。

感。當短鏈脂肪酸運送到肝臟後，就會將肝臟中的脂肪以膽汁酸的形式代謝出去。你說冷飯是不是很好呢？

　　冷飯和壽司飯都是屬於低 GI 的食物，研究發現，正餐時攝取適當的白米飯，能讓血糖值保持穩定並維持長時間的飽足感，連衛福部食品藥物管理署也都證實此特色。而且當大腦缺乏醣類時，就會不斷發出「飢餓」、「想吃」的訊號，這時減重的意志力會變得非常薄弱，要戰勝大腦訊號的機率就很低，甚至忍不住吃起消夜來。不過要注意的是，壽司飯會添加醋與糖，所以減重時還是多選擇冷飯比較好。

TIPS

要吃白米飯還是吃五穀飯？

對於吃米飯這件事我也困惑了很久。減重時若能每天吃高纖的五穀雜糧，是最好不過的事，因為五穀雜糧含有較多纖維素，而纖維素是屬於不能消化的多醣類，所以一樣是一碗飯，五穀雜糧的熱量確實比白米飯少。但問題是不可能餐餐都吃得到，尤其是外食族，要到特定餐廳才有賣，最後多半還是白米飯取得最方便，口感也容易被接受。所以與其強迫自己吃粗食，那還不如養成每天吃適量「白米冷飯」的習慣。

POINT 03

"多喝水"
代謝快、皮膚好、
身體不會腫

坦白説 減重前我不愛喝水，更別説是白開水了！特別是夏天躲在冷氣房裡更是不會想要喝水，因為不覺得渴，冬天只想要喝熱湯也不愛喝水。長年累積不愛喝水的習慣，結果就是皮膚變得粗糙、乾燥、沒有光澤，大便也不順暢，容易有便秘與口臭，甚至連精神也變得比較差！到了下午頭昏腦脹的，注意力不集中；對食物的口味會越吃越重，重油也重鹹，體重當然也就居高不下，更容易水腫！

有些人拒絕喝水，是因為他們覺得喝水會讓身體變得更腫，其實正好相反，水喝得不夠多才會水腫！如果你是個外食族或每天吃的食物口味偏重，相對地攝取的鹽分一定會超過正常標準，過量的鹽分堆積在體內，就需要更多水分來幫忙代謝出去！當每日喝水量不夠時，鹽分就會將水緊緊鎖在體內，排尿量也跟著減少，自然而然就會變成水腫身型。

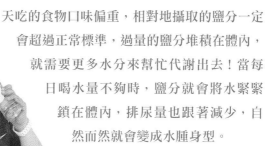

喝足每天的飲水量，外在苗條、
體內環保、身體不鬧水荒

每天要喝多少水量才算是有喝水呢？醫師建議「每天至少要喝下自己體重乘以 30 倍的水」，除非腎臟有問題或者是罹患其他慢性疾病，需要限制喝水量，否則健康的人若每天喝足夠的水量，對於減重甚至改善身體機能，都有絕對的幫助！

養成喝足量水分的習慣，3 天左右身體就會開始產生不一樣的變化。不只是水腫身材不見了，整個人也顯得神清氣爽，皮膚透亮有光澤，皺紋、細紋、斑點也會減少很多，不需要擦厚厚的粉底就有好氣色；頭腦清醒、大便通暢、宿便不再堆積、遠離口臭的煩惱！重點是體重會出乎意外地順利往下降，小腹變得比較平坦，食量也比之前小，飲食也不再重口味。

減重前我的體重是逼近 70 公斤，再乘上 30，每天基本飲水量至少要 2100 至 2500cc，其中不含湯、咖啡、茶、豆漿、牛奶、果汁、飲料等等，單純就是……水。根據我自己減重的經驗發現：餐前先喝一些水，進食過程也搭配飲水，雖然不見得能抑制食慾，但能快速增加飽足感，自然吃得少一點，熱量減少，也就能達到減重的效果。

我是在減重期間開始學會「喝水」的，可以喝常溫水、白開水、自製加味水，就是不喝有甜味、添加高果糖玉米糖漿、蔗糖等等含糖飲料或罐裝果

汁。有些人會用咖啡和茶來取代每天需要的飲水量，這些含有咖啡因的飲料具有利尿作用，不僅無法補充水分，還會把身體的水帶走，這時需要喝更多水才能補充到身體細胞裡。即便是無糖的氣泡水或碳酸飲料，雖然沒有熱量，但這些氣體無形中會把胃部撐得很大，讓胃像個無底洞怎麼吃都不會飽，更不利於減重，也不是身體需要的水分。

→ 自己動手 DIY，讓喝水變得更有趣 ←

許多人沒有辦法接受白開水的口味，這時候就可以動動腦筋，把無味的白開水變得有趣，讓自己順利喝下一整天所需的水分。

我自己家裡有一台膠囊咖啡機，每天泡 100 cc 左右的咖啡，倒進 500 cc 的白開水就成了「咖啡水」，再加一些赤藻糖醇帶來甜味。裝在大水壺裡，只要喝到剩 1／3 時就再添加白開水，每天添加 4、5 次，無形中就可以喝到 2400 至 3000cc 的水，少許咖啡是可以幫助新陳代謝的。

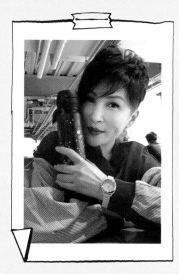

這淡淡的「咖啡水」解決了我不想喝白開水的問題，同時也養成了每天帶水壺的習慣。帶水壺不僅是環保問題，同時也有助於

▲ 每天出門帶水壺，養成喝水好習慣，皮膚狀況變得非常好，身材不水腫，體重順利降。

養成減重時很重要的喝水習慣。我即使是出國、出差都會自備水壺，真的一點都不麻煩，現在反而是沒有帶水壺出門會覺得很奇怪。

有人曾問我：「每天喝咖啡水不膩嗎？」會啊！但別忘了可以變化水的味道，只要不是糖水，減重時喝水可以變得非常有趣。像是自家陽台有種一盆大賣場買的檸檬薄荷香草，只要 20 元，記得每天澆水就可以長得非常茂盛。當想要換口味時，隨手摘一把檸檬薄荷，揉揉葉子讓香氣散發出來，丟進水壺就變成「檸檬薄荷水」，省錢又好喝。

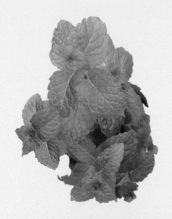

▲ 檸檬薄荷香草非常好栽種，省錢又好用，讓水的味道更豐富。

有段時間非常流行用檸檬水來減重，效仿名模喝檸檬水排毒兼瘦身，我是不太推薦喝檸檬水，尤其是胃狀況不好的人。喝過酸的檸檬水真的比較傷胃，空腹喝檸檬水會刺激食道黏膜，讓胃食道逆流的情況更嚴重，我自己也曾喝到胃潰瘍！但若真的想喝檸檬水，建議可以像我泡咖啡水的方法一樣，只是要讓水變得有些味道，不是真的要從它來攝取營養。所以可以擠 1 ／ 4 的檸檬，再加上 800cc 的水，透出淡淡的檸檬香氣就可以了。

此外，自製麥茶飲也很容易讓自己喝下足夠的水量。大賣場就可以買到麥茶包，一大袋中有 20 包，一個茶包可以煮 2000 至 3000cc 的麥茶水，放涼後也是不錯的喝水方法。

TIPS

要喝冰水還是溫水呢？

喝水真的是門學問，減重時到底要喝溫水還是冰水呢？其實只要你願意喝都無妨，不過最近有研究報導指出，喝冰水有助於提升新陳代謝，顛覆了減重不能喝冰水的想法。

不少中醫師也主張不喝冰水，尤其是女性朋友，冰水不僅對子宮不利，對腸胃道蠕動也不利，對身體的基礎代謝更不利！但 2006 年的醫學研究推翻了這種說法。當年刊載在《內分泌與新陳代謝》期刊文中提到，每天喝下 500cc 的 3℃ 的冰水，可以持續 60 分鐘增加 4.5％的新陳代謝。

不過這個研究有個小小陷阱，就是只可以喝 500cc 的冰水，但並非是一整天都可以喝冰水，提升新陳代謝的時間也只是暫時性而非持續性。結論是：減重時想喝冰水也行，但不要一整天都在喝冰水，大多數時間仍是飲用常溫水為主。

"餐餐 7 分飽"
體力精神特別好，
屁股肚子 size 減不少

以前 會這麼胖，要歸咎於飲食時間不正常，不是每餐幾乎都吃飽到天靈蓋，要不就是有一餐沒一餐的，結果會變成……不是吃得撐死，就是餓得半死！減重時每一餐都很重要，吃進去的分量更重要，需要的飲食原則是「重質不重量」。

→ **不吃不會變瘦，只會留下脂肪、減少肌肉** ←

　　許多人認為少吃或不吃就會瘦，通常用這種方式減重不僅不會變瘦，之後只要吃一點東西反而胖得更快，身體還會整組壞了了！每天若吃不夠，就無法啟動新陳代謝功能，聰明的身體會自動調慢基礎代謝率，反而讓身體的基礎代謝速度變得更慢。

　　大陸有個實境節目，是紀錄 3 對夫妻私底下的日常生活。其中有一對夫妻，老婆會因為老公問她「要不要吃東西」這句話而大發雷霆！問她要不要吃早飯？要不要吃中飯？要不要吃晚飯？老婆一律都是擺著臭臉回答：

「NO。」還會再附上一句：「不要讓我覺得自己很機車喔！」

看著以往號稱美容大王的藝人，用非常不正確、極低熱量，甚至是不吃任何東西的極端飲食方式在控制體重，但身材看起來依舊圓潤，並沒有回到以往年輕時的體態。其實減重不吃東西，絕對不會瘦，隨著年齡的增長，不吃，反而會越來越胖！

7 分飽有訣竅，外食聚餐不再忌口

每一餐進食的分量要控制在 7 分飽，讓胃有 3 分的空間可以好好消化。吃 7 分飽不但比較不容易有飢餓感，精神和體力也會明顯改善，不會因為吃太飽而頭腦昏沉、身體笨重。臀部和腹部的減重效果會非常明顯，褲子和裙子足足小了好幾個尺寸，原本穿 XXL 號的下半身，現在只需要穿 S 或 XS 號。

吃飯速度越快，吃進去的東西越多，當你覺得吃飽的時候，其實早就攝取過多熱量和食物了。攝取的熱量大於

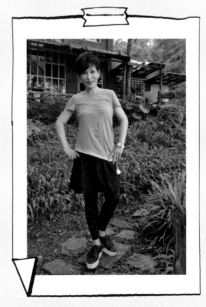

▲ 減重時每餐維持 7 分飽，衣服褲子穿的 SIZE 越來越小。

消耗的能量，當然會變胖。放慢吃飯速度的訣竅是——一口食物咀嚼 30 下，或者每吃一口就把筷子放下 、一餐至少吃上 30 分鐘，這樣當大腦釋放「吃飽了」的訊息時，其實你只吃了 7 分飽。養成習慣自然而然就會瘦下來。

減重時我也會去吃分量大得要死的美式早午餐、種類多得要命的日式、中式或西式自助餐，但是只要養成每餐吃 7 分飽的習慣，其實什麼都可以吃。所以 5 週減 10 公斤，我一點也沒有覺得飢餓難耐、恐慌、情緒不佳等負面狀態出現。到現在為止用 7 分飽的飲食習慣，不但可以體重控制自如，之後也不容易復胖。

→) 晚餐吃什麼，是胖瘦的關鍵 (←

晚餐經常是犒賞自己一整天忙碌最好的方法，偏偏這個舒壓方式會讓身材越來越胖、體脂肪越來越高！

減重 5 週的時間，晚餐外食我大部份會選擇日式定食，好處是餐盤上會有 1 到 2 種用小碟子裝的菜色，分量頂多 1 到 2 湯匙（喝湯用的湯匙），再加一道主菜。主菜通常我會選擇烤鯖魚、鯷魚、秋刀魚、鮭魚，或薑汁牛肉、洋蔥牛肉、豆腐漢堡排，加上半碗白飯或麥飯（白飯放涼之後再吃），搭配一碗味噌湯，剛好是 7 分飽的分量。

　　日本有一段時間很流行「小缽減肥法」，是讓日本女星松嶋菜菜子在產後迅速恢復身材的方法，日式定食就是類似的方式，讓你在家吃飯也能控制食量。取出 2 到 3 個裝醬菜或醬油的小碟子，每個碟子裝 1 到 2 湯匙的菜餚，細嚼慢嚥只吃小碟子裡的菜，再加上半碗冷飯，晚餐就是 7 分飽了。

　　晚餐吃壽喜燒也是不錯的選擇！醬汁味道可以調淡一點，先吃豬肉、牛肉或雞肉等蛋白質，分量約 4 到 8 片，再吃適量的白菜、高麗菜、蒟蒻絲、豆腐、黑木耳，並搭配 1 到 2 杯無糖綠茶去油解膩，不要喝含糖飲料。吃涮涮鍋也是可以點任何一種肉類的蛋白質，加上適量的蔬菜、豆腐、冬瓜、蕈菇類，多一盤蛤蜊也不要緊，但不要吃餃類、麵條、冬粉，鍋底湯更是不要喝，火鍋沾料適量即可，晚餐也可以吃得很滿足。

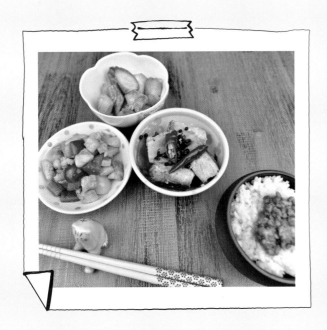

◀ 晚餐用 2 到 3 個小碟子，每個碟子裝 1 到 2 湯匙的菜餚，這些菜餚細嚼慢嚥再加上半碗冷飯，用餐 7 分飽其實不難！

"晚餐 7 點半前結束"
進食時間往前挪，
脂肪贅肉不易囤積

最近 看到一個身材微胖的減重醫師，主張晚餐最好能在睡前一兩個小時吃，認為這樣對減重非常有幫助。聽到這種減肥方式真的是把我嚇傻了，也覺得非常不可思議！因為根本就不可行，我按照他的時間吃晚餐，不到一星期就變胖 5 公斤！

→) **體重下降，也改善胃食道逆流** (←

根據研究指出，當體內分泌褪黑激素時，吃進去的食物就會大量囤積在身上變成脂肪，造成體重增加。睡前吃晚餐也容易有腸胃道疾病，像是胃食道逆流，真的非常不建議晚餐在睡前一到兩個小時才吃！

像我以前會太胖，都是因為晚上太晚吃飯了，吃完飯就跑去睡覺，或者窩在沙發當個馬鈴薯人，隔天體重必胖 2 至 3 公斤，胃食道逆流的老毛病也一直好不了。直到減重時把晚餐時間改在晚間 7 點半以前吃完，體重不但大

5 週飲食計畫，輕鬆甩掉 10 公斤

幅下降，胃食道逆流的狀況也改善很多。養成晚餐在 7 點半前吃完的習慣，對瘦身絕對有非常大的幫助。

→ 戒掉吃消夜的習慣，才能真正遠離肥胖 ←

在台灣，絕對不怕半夜沒有東西吃，一來是 24 小時的便利商店非常方便，吃的選擇種類也非常多；還有一些夜晚美食：夜市小吃、鍋物美食薑母鴨、羊肉爐、麻辣鍋，燒烤，越晚吃越有氣氛！

但消夜絕對是減重時的大忌，這個時段不管吃什麼，絕對會增加肥胖機率。因為睡覺時身體消耗的能量是比較低的，太晚吃東西離睡覺的時間太近，

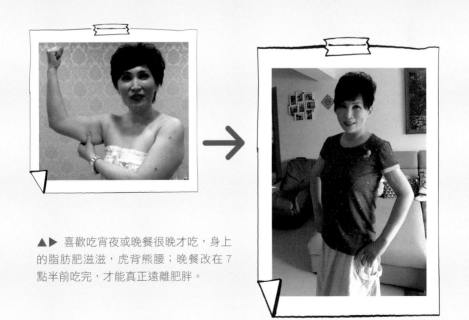

▲▶ 喜歡吃宵夜或晚餐很晚才吃，身上的脂肪肥滋滋，虎背熊腰；晚餐改在 7 點半前吃完，才能真正遠離肥胖。

讓你沒有足夠時間消耗掉吃進去的食物熱量，就容易變成脂肪儲存在身體各處，變胖就不用說了。喜歡吃消夜的人不但體脂肪會很高，體型也比較胖，往往慢性疾病也比較多。

如果你是三餐正常的人，就算不吃消夜，一天攝取的總熱量也可能已經超過需要，更遑論若三餐不忌口，選擇飯麵等碳水化合物，或是高油、高熱量的蛋白質當晚餐，熱量更是無法消耗完畢。錯誤的進食時間連生理時鐘也會大亂，研究發現夜貓族的體型比早鳥族的體型都來得胖。

若想要順利減重，建議在減重期間盡量維持吃正餐的方式，7 點半以前把當天最後一餐吃完。如果睡前仍感到有點飢餓，可以拿 10 顆左右的原味堅果細嚼慢嚥，或者喝一杯豆漿、牛奶或吃顆蘋果、一個御飯糰，都是可以接受的。這些食物不會讓你攝取過多熱量，隔天早上起來還會發現體重少了一些，快樂與健康又多了一些。

PART **2**

注重習慣

{ 你想不到的生活習慣 }
決定你是胖是瘦

拒絕極端的飲食方式，定時定量才能健康減重。遵照不同食材的進食順序，再利用咀嚼技巧和食器的分量障眼法，就算偶爾想吃大餐，也不用覺得罪惡。

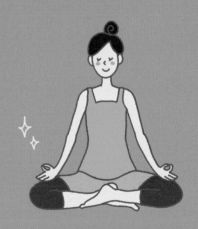

吃，才能啟動身體的基礎代謝，才會瘦

基礎代謝率有多重要？它決定身體大部分熱量的消耗，所以若基礎代謝率太低，減重時就會吃虧，體重增加的機會就會比別人高。就像是故意不讓身體的馬達運轉、快轉，馬達為了減低耗損率而降速，減少能量消耗，這樣反而無法燃燒脂肪。所以吃得少，絕對很難瘦！

基礎代謝率（BMR）是每天維持生命最基本的熱量，就算是一整天保持靜止狀態，也要消耗掉的最低熱量，會隨著年齡增長而逐漸降低。人體重要的器官一天就要消耗 60 至 70% 的基礎代謝，因此若長期沒有提供身體足夠的熱量，不僅很傷健康，減重時也容易產生「溜溜球效應」，就算吃得少也不會瘦下來，反而一吃就變胖，所以每天吃進的熱量要稍微超過基礎代謝率才會瘦。

TIPS
基礎代謝率計算方式

算一算自己一天需要多少熱量，才能啟動身體的新陳代謝吧！

男性：66 +（13.7× 體重）+（5× 身高）–（6.8× 年齡）
女性：655 +（9.6× 體重）+（1.7× 身高）–（4.7× 年齡）

也有比較簡易的計算方式：
現在的體重 ×22= 每天所需的熱量卡數

斷食和減餐都不能幫你減重

用斷食法減重，初期成效可能會感覺不錯，因為外型看起來是瘦了不少，但事實上餓肚子不會幫助你消除體內脂肪，而是耗損你身上的肌肉，身體的水分和肌肉不斷在流失，留在體內的大部分都是脂肪。長期下來變成脂肪多於肌肉的「泡芙人」，成為高血脂、心血管疾病和肌少症的高危險群。這種有害無益的減重方式還需要付出超強的意志力，真的很辛苦！

尤其是上了年紀的人，減重時絕對不要讓自己餓著肚子，這樣只會讓肌肉越來越少，全身無力感越來越嚴重。肌力不夠會使大腿的支撐力變小，不但加速關節退化、也會提高得到骨質疏鬆的機會，繼而增加跌倒和骨折的機率，嚴重還會導致死亡。減重減到傷身、失去健康，真的是得不償失，代價太大了。

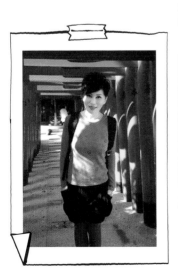
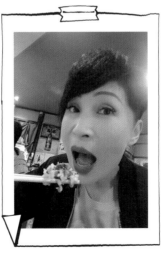

◀ 減重千萬不能餓著肚子，一天要吃進足夠熱量，才會瘦得健康和美麗！

還有一種「有一餐沒一餐」的減重方法也很傷身體。這會讓自己的胃口忽大忽小，吃一餐再餓個兩餐，等到最飢餓的時候再進食，其實和不吃的結果差不多。老是空腹會增強對吃的渴望，一旦克制不住，造成身體很大的反撲力量使得食慾大開，能進食的那餐往往過量，吃得快也吃得多，只吃一點熱量會全部吸收到身體裡。而身體為了應付能量不足造成的結果是……瘦不成，還會胖得更多！即便體重下降了也會很快反彈回來。

此外，對於有慢性病或腸胃不好的人來說，會因為飲食不正常而造成血糖的不穩定，對身體帶來更大的傷害與危險。忽胖忽瘦的體型更會讓情緒變得起伏不定，復胖機率更是高，這樣減重怎麼會快樂呢？所以減重時絕不能讓自己餓著肚子，倒不如養成良好的飲食生活習慣，不用怕挨餓，也不用望著美食乾瞪眼。要瘦下來，其實真的不難！

→ 學會吃正餐，體重順利下降 ←

會變胖的人，通常飲食習慣都不是很好，不是不愛吃正餐，就是一天吃超過分量。

有些人是一天會吃很多餐，除了早、中、晚三餐之外，中間還會穿插點心、零食、下午茶，甚至睡前再加一頓消夜。就算不餓也會吃東西，其實這種人就是——嘴饞！

另一種會胖的人，就是有一餐沒一餐，也就是三餐不正常。想到才進食或是一整天都沒吃，可能經常只用洋芋片、餅乾、爆米花、泡麵……等零食取代正餐。這些人不是飲食過量就是熱量不夠、營養不均衡，要不就是吃太多身體不需要的加工食品，這怎麼會不胖呢？還會面臨上一段提到的身體反撲力量！

只要在減肥期間養成吃正餐的習慣，就會發現自己瘦得非常順利且快速，復胖機率也很低，因為腸胃有足夠時間消化，就能消耗多餘熱量。而不是一直把食物往肚子裡塞，或是吃不夠而一直處在飢餓、焦慮的情緒裡，這樣減重既沒有成效也不會持久。

什麼是正餐？

正餐就是在規律的時間吃正常的飯食。

減重時養成規律時間進食是非常重要的。一天最多三餐，包括早餐、午餐、晚餐，若是假日晚起睡到中午，一天至少也要兩餐：早午餐加上晚餐。每一餐至少隔 4 到 6 個小時才進食，晚上 7 點半後就不要再進食了。

正餐怎麼吃？

正餐的時間有了，餐點內容也很重要。主食要吃全穀雜糧類的米飯、麵條或冷飯，減重時我儘量不拿麵包、饅頭當主食，主要是裡面還會再添加糖及奶油，這樣反而又吃進高熱量食物。

配菜可選擇用煎、煮、烤、滷、蒸、燉等簡單方式來烹調蛋白質的食材，包括豆、魚、蛋、肉，和豐富纖維及水分的蔬菜。

像我的正餐主食會選擇米飯（冷飯），配菜會選擇上述簡單烹調的蛋白質；再用橄欖油炒一些蔬菜，或用三合油（醬油、麻油、醋調製）涼拌木耳、黃瓜、茄子、牛蒡、龍鬚菜等高纖蔬菜。我不會只吃生菜沙拉，畢竟生冷食材不是每個人都適用，光吃生菜味道也單調，添加醬料熱量又高。倒不如清炒一盤鮮蔬，營養有了，熱量低了，飢餓感也會降低許多。

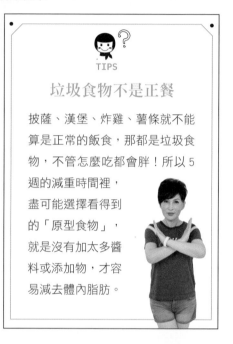

TIPS

垃圾食物不是正餐

披薩、漢堡、炸雞、薯條就不能算是正常的飯食，那都是垃圾食物，不管怎麼吃都會胖！所以 5 週的減重時間裡，盡可能選擇看得到的「原型食物」，就是沒有加太多醬料或添加物，才容易減去體內脂肪。

→ 別再把水果當晚餐吃了 ←

我認識一位洗車廠老闆，年紀不過 50 出頭，四肢纖細，卻有個看似懷胎 6 個月的大肚腩，皮帶一直是綁在肚腩之下，肚子看起來更為凸出。有一天去洗車時他問我：「明明吃很少為什麼還是瘦不下來？」他老婆在旁邊附和：「白天很忙都沒有時間吃飯，所以白天真的吃得很少！」

我問他們晚餐都吃些什麼？夫妻倆異口同聲回答說：「水果。」還特別強調不甜的水果不吃。換句話說，他們把水果當成正餐來吃……難怪他先生的大肚腩一直消不下去。

我自己也曾經用水果當晚餐來減重，不管哪種水果來者不拒。夏天必吃一堆西瓜、芒果，秋天吃柚子，冬天吃水梨、水蜜桃、鳳梨，一樣都不少。結果不到 2 週，肚子紮紮實實地多了一圈「肥油」，體重爆增 5、6 公斤，體脂肪更超標 30％，超音波還檢查出重度脂肪肝，都是太甜水果惹的禍。

如果單純比較熱量，像是牛番茄、芭樂、蘋果、火龍果、奇異果，其實熱量都不是很高，晚餐時不要過量倒也還好。偏偏我喜歡食用甜度較高的水果當晚餐，果糖含量比較高，又非常容易被人體吸收，這樣會使腹部脂肪特別肥厚，肝臟分解不完的脂肪會堆積在肝臟裡，就變成脂肪肝。減重期間不一定要吃水果，因為有太多其他天然食物可以取代水果的纖維素和營養素，又沒有水果最大的問題——糖分。

減重時我戒掉吃水果當晚餐的習慣，肚子上那圈厚厚的脂肪一下就像消風的氣球不見了。倘若減重期真的很想吃甜度高的水果，建議跟我一樣養成在太陽下山前吃完，也就是傍晚前吃完的習慣，攝取的分量都不要超過一個飯碗，就可以享受水果的美味卻無增加體重的負擔喔！

→ 影響身材的進食順序 ←

　　要根據食物的屬性，來決定吃進肚子裡的順序，也就是要瞭解食物在腸胃道消化的時間，就可以知道先吃什麼、後吃什麼，才能讓自己一整天都不會有低血糖和飢餓感，更不會變胖。

　　由於蛋白質需要較多時間消化，所以減重時飲食的順序就可以先從蛋白質下手，像是雞、鴨、牛、豬等等，而蔬菜根莖類高纖食物消化的時間比較短，所以就放在蛋白質之後再來吃，最後才會碰澱粉。

　　有些人減肥的時候光靠蔬菜來充飢，飢餓感會特別強烈，肚子總是空空的，不夠紮實，始終沒有吃飽的感覺，因為一下子就被消化掉了。減重時學會進食的順序，養成先吃蛋白質再吃蔬菜，最後才吃澱粉的習慣，不僅可以延長飽足感，更可以降低飢餓感，餐與餐之間也不會有想吃零食的慾望了。

用餐前中後不喝湯，改喝水吧！

　　減重時要戒掉喝湯湯水水的習慣。大部分湯品的熱量實在太高了，就算熱量不高的湯品，喝下去容易飽也容易餓。

　　以前我還會先喝湯來佔據胃的空間，認為這樣就會少吃菜餚或主食。其實這樣反而容易餓得快，上個廁所不到一小時又餓了，吃東西的慾望開始蠢

蠢欲動。而且後來發現這些湯要不是用豬骨頭、豬皮去熬的，就是用連皮的雞肉、雞骨、雞腳，或者是勾芡的羹湯像是酸辣湯這類，其實一碗湯的熱量和油脂都不少。

減重時請改喝水，想要有些變化就喝無糖的豆漿、咖啡、紅茶、綠茶，或自製香草水、檸檬水，絕對不能喝可樂、汽水、啤酒或含糖飲料。其中無色、無味、無熱量的水，很適合在餐前、餐中、餐後喝幾口，讓你食物不會過量，也不會因為菜餚太乾、太鹹造成口乾舌燥，對減重真的有極大幫助。

→ 一口食物咀嚼 30 下，
容易飽足還能消耗更多熱量 ←

聽到吃一口飯要咀嚼 30 下，一定很多人會瘋掉！偏偏這種減肥方式，還獲得全世界不少減重醫師的認可，因為細嚼慢嚥可以消耗更多熱量，也比較容易飽。

我們當記者不是只有講話速度快，為了爭取時間，吃飯速度更快。常常是狼吞虎嚥，有時還得邊吃飯邊講話，這就是老人家常說的「呷飯配話」，吃完消化會變得非常不好，常常造成腸胃不適，如果又剛好碰到餓得半死的時候，吃東西根本就是囫圇吞棗，不知不覺吃下過多食物。所以會胖的人通常吃飯速度都很快，肥胖部位大多是在腹部。

狼吞虎嚥型吃東西的人之所以體型會比較胖，是因為大腦根本來不及接

收到食物已經填滿肚子的訊息，當大腦意識到吃飽的時候，其實早已經吃過量、吃撐了。攝取過多的熱量沒有消耗掉，自然轉化成脂肪並堆積在全身。

進食的速度決定身材胖瘦。當我決定開始減重時，時常提醒自己放慢吃飯速度。以前快快吃，10 分鐘之內可以吃下很多東西，因為都沒有仔細咀嚼，現在細嚼慢嚥一口 30 下，東西沒有吃得多，但很快就有飽足感，不知不覺食量變得比較小，熱量攝取也變少了，這個方法對減重的人來說，執行力高又超級受用。

在日本有一項非常有趣的研究，發現進食速度越快，消耗的熱量反而比較少，但若把食物咀嚼到呈現「乳糜狀」時，消耗的熱量反而會增加。因為透過充分咀嚼，除了可以讓身體分泌瘦體素之外，同時也會讓體溫提高、增加代謝力，另外也會降低吃的慾望，無形中降低了每日總熱量的攝取。養成習慣之後比較容易飽，也不太會嘴饞，體重和體脂絕對會下降很快，對減重的幫助非常大。

▶ 以前吃飯快，囫圇吞棗都胖在肚子上，速度放慢後反而瘦得很快。

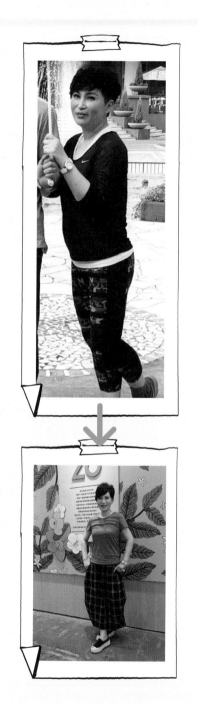

「分享」易瘦，「獨享」易胖

在還沒有開始減重之前，只要有外食的機會，點餐的方式就是有幾個人吃飯就點幾份餐、幾碗麵、幾碗飯。我一家三口，一定是點 3 份套餐，自己一個人就可以吃完整份套餐；如果是西式，一定會把沙拉、湯、前菜、主菜、甜點整套吃個精光，吃完熱量早已爆表。

若是中菜點菜，也是盡吃到盤底朝天，若是吃不夠還會再點續盤。除此之外，還經常一個人躲起來吃東西，喜歡獨享食物是許多肥胖者的壞習慣。

學會分享食物，分擔熱量

現在我們家依然是點 3 份套餐，但是我會把自己套餐 2 ／ 3 的分量分給其他人，剩下的再細嚼慢嚥吃完。1 ／ 3 的分量並不會吃不飽，吃完後也差不多 7 分飽，而且攝取的熱量會減少很多。吃中餐我就會用前面提到的小缽減肥法，吃完之後一樣也就是 7 分飽，其他菜就留給別人吃吧。

麵食類的店家通常有分大碗跟小碗，我會點兩份小碗的麵，再把我碗裡的麵分出 2 ／ 3 給家裡的男生吃，這樣的分量對我跟男生來說

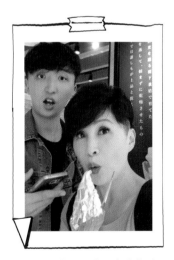

▲ 學會和別人分享食物的同時，尤其喜歡和我家的大小情人分享，可以幫我分擔不少熱量。

都剛剛好。減重 5 週的時間養成「分享」的習慣，不只是分擔食物，更是減少熱量的攝取，體重自然也會跟著下降。

偶爾想吃大餐，就選擇午餐和下午茶時段吧！

這是一個計算總熱量的概念。週休二日是全家人難得放假的時刻，聚餐成為家庭維繫感情的方式，因此在假日會找一間吃到飽餐廳，邊吃飯邊聊天。而忙碌了一個星期，假日晚起床也是在所難免的事。有多晚？睡到「自然醒」可能是 11 點或過中午了，就這樣配合假日起床時間，可以選擇 11 點半到 2 點吃午餐，或是 2 點半到 4 點半下午茶吃到飽的餐廳，慢慢享受美食。這餐絕對可以讓自己吃到飽，但不是吃到撐喔！

吃到飽的方式也有學問。由於菜色種類繁多，超過一半是高油、高糖、高熱量的邪惡料理，要吃這些東西只有一個原則：就是每次餐盤中只能放 3、4 種菜色，每種菜色只取一湯匙的分量，是用喝湯的湯匙，不是夾菜的大湯匙喔！吃完一盤後，中間隔 3 到 5 分鐘再去取餐，這餐飯你就會不停地起身走來走去，無形中也在消耗一些熱量。

此外，每一口要咀嚼 30 到 50 下再吞到肚子裡。也許你會覺得這樣吃東西很麻煩，但是透過充分咀嚼和增加起身走動的次數，讓大腦充份傳達「吃

飽了」的訊息，自然發現肚子很快就有飽足感了。維持 7 分飽、一口咀嚼 30 下的原則，其實什麼都可以吃。

也切記含糖飲料不要碰！碳酸飲料不要碰！果汁不要碰！沖一杯熱的薄荷茶、綠茶、普洱茶或是開水，邊吃飯邊喝點茶或水，可以去油解膩。吃完大餐後不要馬上坐著，找個地方散步 15 到 20 分鐘，或者逛逛附近的賣場、百貨公司、捷運地下街。如果剛吃完一大堆美食就坐著不動，脂肪很容易堆積在腹部、大腿。

因為一天只吃這一餐，攝取的總熱量絕對綽綽有餘，若是到了晚上肚子還感覺有些空虛，建議只要喝一杯無糖豆漿或牛奶來取代晚餐就好了，否則一天的熱量就會超過了。

→ 每晚睡足 6 至 7 個小時，讓瘦體素幫助身體燃燒脂肪 ←

經常熬夜或睡不飽的人，不容易瘦下來。我以前只要熬夜寫稿，特別容易感到飢餓，就算沒有在半夜吃東西，隔天體重也會上升 1 至 2 公斤，真的是屢試不爽。直到調整睡眠時間和長度之後，體重也跟著順利下降，才知道睡眠不足或品質不好，會讓體內負責控制飢餓感的荷爾蒙產生變化，使身體特別想要儲存脂肪，還特別想吃甜食、高脂肪、高碳水化合物的食物，血糖變化也會比較大，更容易感到飢餓。

建議每天在晚上 12 點到 1 點左右就寢，並睡足 6 至 7 個小時，因為瘦體激素是在這時段開始分泌。美國華盛頓大學曾經找來 1 千多對雙胞胎，收集他們的身高、體重和睡眠時數的資料，發現睡眠時數若少於 7 小時，消化能力與代謝率都會變得比較差，也容易變胖。日本流行的睡眠減肥法也是利用瘦體激素來降低想吃的慾望；《內科醫學年鑑》研究也發現，足夠的良好睡眠習慣具有減重的效果，醒來也比較不容易感到飢餓。

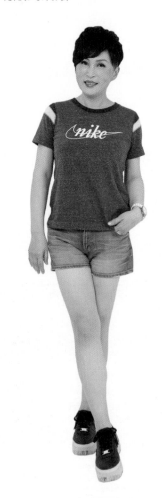

減重者在睡足 7 個小時之後，減掉的體重有一半以上是脂肪；如果每天睡不到 6 個小時或半夜不睡覺、經常熬夜而睡不夠的人，根本無法分泌瘦體激素，就減不到什麼脂肪。但睡太多或睡錯時間也是沒有用，身體很聰明，不會因為你睡得越多就瘦得越多。

所以減重期間我養成不熬夜的習慣，每天在固定時間上床睡覺，並且睡足 7 個小時。很快地體重和體脂在一個禮拜就有很驚人的變化，足夠的睡眠能促進新陳代謝、降低食慾，精神和體力也都變得特別好。

PART 3

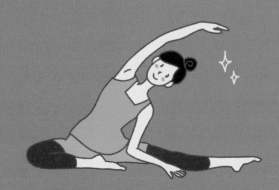

開心瘦身

{ 吃對東西 }
就能開心瘦對地方

葷素都有的優質蛋白質、無調味堅果的
豐富油脂、各色蔬果的植化素……減重
不用單一飲食,更不用餓肚子。

→ 揮別甜食，優質蛋白質才是快樂好選擇 ←

　　蛋白質是減重時身體非常需要攝取的營養成分，若刻意避開蛋白質，長期讓身體處在每日攝取不足的情況之下，除了會讓新陳代謝變差、減重成效變慢之外，肌肉量也會變得比較少。雖然很多人知道節食可以瘦身，卻有更多人不知道「多長肌肉」才能真正降低體脂肪，達到瘦身的效果。

　　人在壓力大的時候會有想吃甜食的衝動。減重的人這段時間壓力會更大，使皮質醇分泌增加，而皮質醇會抑制快樂的血清素，因此身體為了讓心情好一點，會不自覺地去吃甜食、提高血清素，讓快樂的情緒上升，這就是為什麼有很多人會覺得吃甜食是一件很療癒、快樂的事。

　　妙的是，用甜食激發的快樂情緒不會持續太久，因為甜食只是將腦部缺乏的血清素「暫時」從血液裡搬出來用。真正能夠使腦中血清素穩定的不是甜食，而是蛋白質，所以一味地用甜食來取得快樂的人，只會增重不會減重或是減少體脂肪。

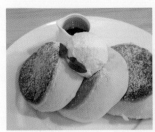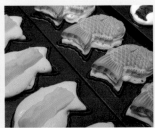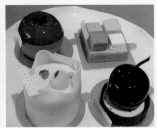

▲ 減重時不能長期用甜食來穩定血清素，暫時的快樂反而會成為身體長期的負擔喔！

研究發現優質蛋白質有助於減肥。由於身體消化蛋白質的過程比較慢，停留在胃部的時間比較長，就會讓胃部產生飽足感，相對地也會減少攝取澱粉和油脂這些高熱量食物。所以蛋白質在減重時的重要功能就是抑制吃甜食的慾望，壓制「嗜甜癮」發作。

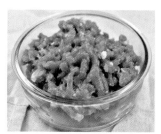
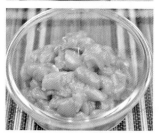
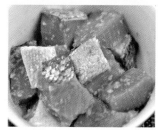

雖說蛋白質對於減重有這麼多好處，但不代表可以無限上綱的補充蛋白質，因為再好的東西吃多了都會造成身體負擔。像是過多蛋白質會造成腎臟負擔，也會變得容易水腫；或者為了要練肌肉而不斷攝取過多蛋白質，過多蛋白質不僅讓身體來不及代謝充分利用，會全部送到肝臟變成脂肪，造成脂肪肝的隱憂。所以一天要攝取適量的蛋白質，才能抑制吃甜食的慾望，達到減重效果，打造易瘦體質同時也有好心情。

▲ 豬肉、雞肉、魚肉等都是優質蛋白質。

植物性蛋白質也能交替吃

根據衛福部每日飲食指南建議，每日應攝取「豆魚肉蛋類」食物為 3 至 8 份（一份大約 1／4 個手掌大），若你是運動強度不高，每天坐在辦公室裡，偶爾起來倒茶水、上廁所的上班族，或是家庭主婦、業務員，減重時就可以每天喝一杯 250cc 的無糖豆漿或低脂牛奶、吃一顆雞蛋及 30 公克肉類，身體就有足夠的蛋白質。

減重的人不見得都要吃動物性蛋白質，也可以多食用植物性蛋白質，像是黃豆、毛豆、黑豆等等，不含膽固醇且飽和脂肪酸含量低，膳食纖維高，還有維生素、礦物質、植化素，都可以減少壞膽固醇和罹患心血管疾病的機率，更有助於減去脂肪。

不過植物性蛋白質的消化吸收利用率，比動物性蛋白質低，所以減重時建議可以交錯選擇食用。像我就會星期一、三、五選擇動物性蛋白質，像是雞胸肉、雞蛋、低脂牛奶、鴨肉、牛肉、豬肉；其中牛肉、豬肉要盡量挑選比較瘦且沒有油花的部位，像是菲力、沙朗、里肌、腰內。

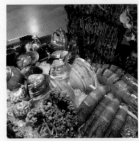
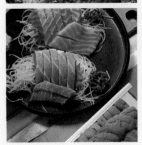

星期二、四、六則選擇食用植物性蛋白質，包括豆腐、豆干、無糖豆漿、未油炸的豆皮。但千萬不要吃百頁豆腐，它既非豆腐且油脂相當高，也沒有蛋白質成分，所以減重時千萬別碰，否則就破功啦！星期日就是我的海鮮日，不管是鮪魚、鮭魚、蝦子、透抽、貝類等等，都能成為減重時的助力。

如何計算減重時每日蛋白質攝取量

TIPS

每公斤體重 ×1 公克蛋白質 = 每日蛋白質攝取量。

例如體重 60 公斤的人，建議每日蛋白質攝取 60 公克，並平均分配在各餐。若你三餐都會吃，就每餐各 20 公克；若是只吃午晚兩餐，就每餐就 30 公克，這樣才能減到體重、養到肌肉。

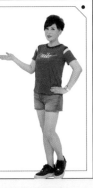

想吃甜食，來一根冷地瓜吧！

當減重時對甜食的慾望特別強烈時，該怎麼辦呢？地瓜是最能滿足甜食慾望的食物，屬於非精緻澱粉的低 GI 食物，通常我會在想吃甜食的時候吃一根，大約和自己手掌長度相同即可。記得要連皮一起吃，而且和吃白米飯一樣，把地瓜放涼或吃冰的，讓地瓜中的澱粉在冷卻過程變成「抗性澱粉」，降低消化率、減少吸收率，熱量也比熱地瓜少一半。

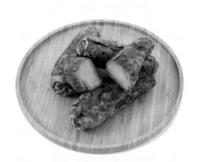

▲ 想吃甜食時，就吃一根冷地瓜解饞吧！

　　且地瓜含有較高的膳食纖維（200 公克的地瓜有 4.8 公克的纖維），與膽酸結合後能減少膽固醇形成，具有降低膽固醇的效果。同時也能刺激腸道蠕動，讓排便更順暢，只要是有吃地瓜的日子，糞便形狀都會很漂亮。但要提醒大家，一天的攝取量不能超過一根，地瓜富含澱粉，也算是主食的一種，每 100 公克的熱量就有 120 卡左右，過量也會引起肥胖。

一根香蕉一杯水，補充能量的好組合

　　香蕉真的是減重時的好朋友。尤其當你忙碌一整天、身體缺乏能量，或者餐與餐之間想吃東西的時候，香蕉就是最快速方便，又能補充能量和精神

的食物。再搭配一杯 250cc 的開水，不但有飽足感，更能減少吃零食的慾望。喝水的目的是讓香蕉在腸道裡膨脹數 10 倍，同時也能幫助腸道蠕動、清理腸道，有助於排便。

　　我出差時通常都會請飯店為我準備香蕉，因為早餐時段我都不會在餐廳用餐，就用一根香蕉搭配一杯開水，或是低脂牛奶、無糖豆漿，就可以解決一餐。但午餐和晚餐要維持正常吃法，或者吃香蕉加麥片和低脂牛奶來取代晚餐，但還是要在晚上 7 點半前吃完。麥片可以讓消化吸收的速度變慢，飽足感維持得更久。

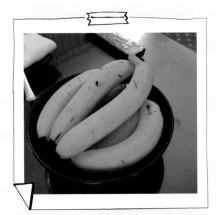

▲ 出差時，我都會請飯店在房間準備香蕉，隨時可以補充能量。

　　香蕉熱量不高，一根約 100 公克的香蕉，熱量只有 87 至 100 大卡左右，還有維生素 B6、維生素 C、鎂、鉀等礦物質。鉀可以幫助水的代謝，讓你在減重時不易水腫，同時內含色胺酸能抑制嘴饞，讓晚上一夜好眠。另外香蕉豐富的水溶性膳食纖維、果膠、寡糖，可以幫助腸道蠕動，讓排便更順暢。另外它也是抗性澱粉，減重時偶爾吃香蕉來補充能量，對體重、體脂都不會造成太大負擔。

提醒一下，減重時切記香蕉每次、每天不要超過兩根，畢竟只是暫時補充能量，而不是讓你用香蕉來減重。長期用香蕉來減重，可能會變得更胖喔！因為香蕉是能讓血糖快速上升的高 GI 水果，吃完之後血糖就會快速下降，讓飢餓感又回來了，反而讓你下一餐食慾變得很好，吃得更多，長期下來對減重根本沒有幫助。

→)　　　嘴饞、肚子餓，就吃 10 顆原味堅果　　(←

減重時真的要養成少吃或不吃加工食品的習慣，特別像是洋芋片、麻花捲、餅乾、糖果、蜜餞、肉乾等等，這些加工食品添加許多調味料，吃完後很容易口乾舌燥而不小心喝下更多飲料。或者有些零食吃完後會更開胃，而且有時候也不見得是肚子餓了，只是嘴饞而已。我本來就是一個不愛吃零食的人，減重期間想要吃零食的慾望也就沒有很大。但是對於喜歡吃零食的人來說，減重時不能吃零食是一種折磨和壓力，那就挑選對減重有幫助的零食吃吧！

這種零食就是：10 顆原味堅果。我強調的「原味」就是不加任何糖、鹽、香料、楓糖等額外調味品，只有堅果本身的味道。原味在減重時會有降低食慾的作用喔！

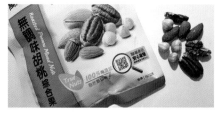
▲ 10 顆原味堅果解決嘴饞，還能提高脂肪代謝。

但是只有 10 顆？你一定以為我是在開笑話吧？千萬不要小看這 10 顆原味堅果，分 10 次吃，每次吃 1 顆、1 顆咀嚼 30 下，會發現真的不嘴饞了，還可以降低膽固醇和清除血脂。。

2005 年的美國《時代雜誌》評選堅果種子為「10 大最健康食物」之一。衛福部的「每日飲食指南」新版的扇形圖裡，也建議每日必須攝取一份堅果種子，也就是 10 顆。研究報告指出，堅果種子裡面包含單元不飽和脂肪酸（MUFA），有助於提高血液中好的膽固醇（HDL），降低壞的膽固醇（LDL），可降血脂、減少心血管疾病發生，更含有提高脂肪代謝的其他微量元素存在。

此外更含有多元不飽和脂肪酸，如次亞麻油酸、omega-3 脂肪酸（DHA、EPA），對腦部、視網膜和中樞神經發展相當重要。豐富的膳食纖維、維生素 E、葉酸，與礦物質鈣、鐵、鎂、鋅、硒等等，都能維持身體正常生理機能和抗氧化、消除自由基，更是素食者加強補充鈣、鐵、鋅的最佳攝取來源。

但是不能因為堅果是好食物就多吃，甚至一次吃掉一整包，畢竟它的熱量也不低。堅果在食物分類中歸為「油脂類」，10 顆相當於喝下一湯匙的油脂，也就是 45 至 50 大卡左右。

TIPS

松子也是好選擇

美國一項研究指出，女性食用「松子」減重的效果，比其他堅果來得好。因松子的油脂會提高腸胃道荷爾蒙含量，讓腸胃道荷爾蒙發出飽足感的訊號，繼而降低食慾。所以女性減重時吃松子，也有益於體重控制。

要減重，一定要吃對好油脂

先來聊聊近來非常夯的兩種利用油脂減重的方式，一個是喝「防彈咖啡」，另一個是「生酮飲食」。相信大家都不陌生，身旁也有不少朋友用這兩種方法減重，不過結果多半是——體重不減反增，還越喝越肥。

不能喝咖啡的人為了減重，強迫自己喝防彈咖啡，喝一段時間後開始抱怨出現心悸、失眠問題，喝越多症狀越嚴重，簡直痛不欲生。但只要一停下來不喝了，這些問題便不藥而癒。

許多醫生都在警告，想靠防彈咖啡達成瘦身成功的機率不高。一來是因為喝進肚子裡的是一堆油脂，還是飽和脂肪酸，然後又因為要享受美食而不忌口，以為喝了防彈咖啡可以阻擋所有食物被身體吸收，實在是不可能的事。

正常人也不要輕易嘗試只吃高油脂、高蛋白質和極低碳水化合物的生酮飲食來減重。生酮飲食其實是治療癲癇患者的飲食，雖能在短期見效，但只要回到正常飲食，之前減掉的重量都會回來了，甚至還會加倍奉還。許多醫學研究也證實人體中斷醣類食物，對減重沒有任何幫助，反而會增加壓力荷爾蒙、使人體內分泌紊亂，變胖自然不在話下了。如果你現在還在執行生酮飲食，趕快停止吧，既不健康，復胖率又高。

吃好油可以燃燒脂肪

也有很多人在減重時是滴油不沾，真的不是件好事。臨床發現減重時若不碰油脂，身體容易出現疲勞、水腫、怕冷、體力不佳、眼神渙散、注意力不集中；皮膚的彈性和光澤度也會不見，臉上變得乾燥有細紋，容易長出黃褐斑，減重成效也會下降。

油脂可以少碰，而不是完全不吃。好油對減重或對身體臟器的保護有相當大助益，若是減重期間完全不碰油脂，會造成脂溶性維生素 A、D、E、K 攝取不足，更會使腸胃道老化、排便不順，皮膚紋路也就不是擦保養品可以解決的；心臟功能變得比較脆弱，活動沒多久就覺得天旋地轉；容易有飢餓感，甚至造成體脂肪囤積而飆高。所以減重時吃對油反而有助於燃燒脂肪。

根據衛福部每日飲食指南，油類的攝取建議量是 3 茶匙。烹調時我會交互使用橄欖油、苦茶油和椰子油，並儘量自製餐點，更能控制油量並使用對減重有幫助的油脂。

若外食就挑選非油炸物及少油的菜品，像是涼拌菜大多使用麻油，對減重也比較沒有負擔。總之，減重一定要攝取油脂，只要不超過每日建議量，不吃重覆使用或高溫油炸的油脂，要瘦下來絕對不是件難事。

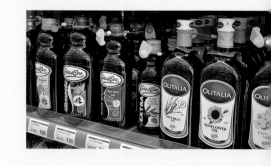

→ 讓植化素幫你瘦小腹、降體脂的彩虹飲食法 ←

　　我接觸彩虹飲食是一年前的事了，去年健康檢查發現身體一直處在發炎狀態（CRP的指數都是 <0.3），而且體脂肪很高。當時用盡各種錯誤方式減重，即使外表看起來像瘦子，其實體內脂肪高達33%，根本就是一個胖子的身體，肚子總是會晃動，因為有一圈油呀。

　　後來有營養師告訴我，可以用彩虹飲食法達到瘦小腹、降體脂肪、不復胖的效果。當時我還半信半疑的，直到看到一些報導才真正瞭解並相信，彩虹飲食在歐美早就是控制體重、體脂肪和預防身體慢性發炎的飲食方式。最有名的成功案例就是英國廚師傑米・奧利佛。我印象中他總是用高油、高糖、高脂肪的食材在做菜，每天吃這些東西，自然也不覺得身體圓滾滾有什麼奇怪，因為我認識的廚師沒有一個是瘦的，幾乎都胖在肚子上。

　　直到某天發現到他竟然瘦了！丟到鍋子裡面食材不是起司、奶油和各種塗上醬汁的肉類，而是許多色彩鮮豔的蔬果及單純的雞胸肉，瘦肉最多的牛菲力、或是豬的腰內肉。烹調時間也縮短了，15 分鐘就可以做好 3、4 道料理。換種飲食方式讓他一個月瘦了將近 12 公斤，原本緊到腹部釦子快爆掉的襯衫，穿起來也變得平坦而鬆垮，顯然他腹部脂肪消去不少。

　　其實就是彩虹食物裡的「植化素」是讓腹部脂肪減少的最大功臣，讓外表看起來更年輕、神清氣爽。在《植化素新飲食》這本書中提到，人過了 25

歲就開始老化，男人到了 35 歲開始有粗腰凸肚，高血脂、高血壓、高血糖、脂肪肝接踵而來；女人到了 45 歲因為卵巢機能衰退，新陳代謝體質跟著轉變，也開始出現一樣的狀況，甚至還有老花眼、皮膚鬆弛、胸部下垂、臉部黑斑、頭髮變白等等老化現象；到了 65 歲就開始出現失智、糖尿病、中風、癌症、帕金森氏症、老人斑等疾病。許多研究證實，內臟脂肪超標引起的慢性發炎，與老化性疾病的形成有著密切關連。

科學研究也證實，彩虹飲食的抗氧化力，能有效清除脂化與糖化自由基，能夠抗發炎、提高新陳代謝率、燃燒內臟脂肪。只要降低內臟脂肪就可以改善慢性發炎及延緩老化，所以把植化素吃進肚子裡，不僅能瘦小腹，還能預防疾病，變得更健康。

彩虹飲食怎麼吃？

彩虹飲食的吃法簡單來說，就是挑「紅、橙、黃、綠、黑、白、紫」顏色的蔬果，種類越多、顏色越豐富愈好；烹調方式和時間也是越短、越簡單越好，若能吃到蔬果原味就更好了。美國癌症協會建議彩虹飲食法的內容是每日至少攝取五色蔬果各一份，每份相當於一個拳頭或一個飯碗大小，必須包含 80% 不同顏色的蔬果及 20% 的高纖維穀類雜糧及根莖類、蛋類、奶類或肉類組成的營養餐單。

紅色食物包括：番茄、草莓、蔓越莓、枸杞、紫洋蔥、紅椒。主要是攝取茄紅素和維生素 C，對抗體內的自由基、促進血液循環，來保護細胞、血

管和心臟的健康。切記番茄煮熟才可以攝取更多的茄紅素喔！

　　橙黃色食物包括：酪梨、紅蘿蔔、地瓜、柑橘、葡萄柚、香蕉、南瓜、木瓜、玉米、金黃色奇異果、檸檬。橙黃色食物含有類胡蘿蔔素、生物類黃酮、維生素 B6、葉黃素。類胡蘿蔔素能轉化成維他命 A，能維持眼睛和皮膚在良好的狀態，也能防止因壞膽固醇氧化導致的心血管疾病。

　　綠色食物包括：菠菜、芥藍菜、空心菜、地瓜葉、綠色奇異果、黃瓜、綠蘆筍、青花菜（西蘭花）。綠色食物有類胡蘿蔔素、吲朵、維生素 A，可以幫助降低壞的膽固醇、降血脂，保護腸道及肝臟健康，同時也可以強健骨骼。

　　黑色食物包括：黑芝麻、黑木耳、牛蒡、香菇。黑木耳真的是減重好食物，同時也可以補充鐵質和纖維素，刺激人體造血功能，改善血液循環、排便順暢、降血脂和血糖、預防血管栓塞。富含的鉀能幫助水分代謝，還能養顏美容，改善氣色。

　　白色食物包括：洋蔥、蒜頭、大白菜、苦瓜、山藥、馬鈴薯、白花椰菜、冬瓜、蘋果。像是大蒜、洋蔥富含硫化素，能夠提升肝臟機能，保護身體細胞免受自由基傷害。其他白色食物有豐富的膳食纖維，能改善血壓和預防動脈硬化，更有助於緩解心情。

　　紫色食物包括：紫菜、桑椹、藍莓、葡萄、茄子。紫菜含有豐富的蛋白

質和鈣、磷、碘、鐵，可以保護腸胃和心臟健康，預防貧血。它豐富的纖維能夠幫助帶走體內廢物和多餘水分，達到去水腫的效果，不過有甲狀腺亢進的人不可以吃。紫色食物還含有豐富的花青素，可以改善血液循環和記憶力。

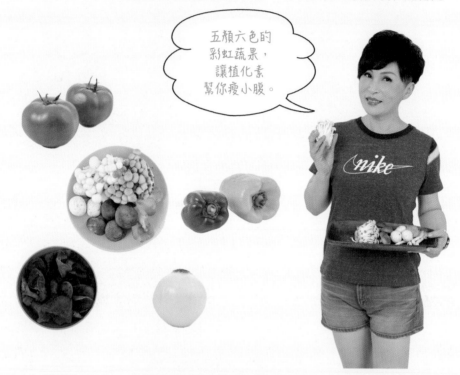

烹調時盡量不要削皮，豐富的植化素幾乎都存在於果皮，這是減重時最需要的營養素，削掉相當可惜。此外，食材也不要切得太細，切得越細，營養素就損失得越多，所以盡量切大塊一點。切完後最好馬上下鍋煮，以免流失容易氧化的植化素。烹調時間要短，更不要過油。像是茄子我就會放在電鍋裡蒸熟，再剝成條狀，放上大蒜末並淋上三合油（醬油、麻油、醋），就變成一道營養又有風味的菜色。

每星期我會挑 2 至 3 天來執行彩虹飲食，不僅餐桌上看起來五顏六色，吃飯的心情也會變得很愉快。肚子真的也在最短時間內消下去不少，腰圍更少了好幾吋。

不喝碳酸飲料和氣泡飲，拒絕撐大胃口

減重的人經常會喝低卡、無糖可樂，或是氣泡飲來取代平日的飲水量，看似是個很好減重的方式，其實是減重的陷阱呀。

我有一位親戚每天喊著要減重，半年來體重卻有增無減，平均每個月胖 2 公斤，半年來體重增加 12 公斤，腰圍也多了 6、7 吋。後來發現他每天都會在辦公桌上放一杯特大杯的零卡可樂，而且一天至少喝兩大杯，當然會越來越胖。裡面含有大量氣體，又不加正常的糖分，結果把胃大撐，開啟了增加食慾的那道門，就成了他始終無法成功減重的原因。當他戒喝低卡、零卡可樂及含氣體的飲料之後，體重就像溜滑梯一樣降下來，短短不到一個月就少了 6 公斤，從此他再也不碰碳酸飲料及氣泡飲料了，因為他不想再復胖。

喝下含有無糖碳酸飲料或者是無糖氣泡飲，確實有可能讓你吃得更多。研究顯示氣泡水會提高人體的「飢餓素」，進而增加食慾。即使是標榜無糖、無熱量，卻加了許多甜味劑像是木糖醇、山梨糖醇，或人工甘味劑，例如阿斯巴甜、精糖、精製糖素等，這種甜分讓你胃口大開並吃得更多。同時德州

大學研究發現，這些甜味劑雖然可以減少糖分吸收，卻會改變胰島素的分泌方式，這會在體內血糖降低時，刺激身體對糖分的渴望，就可能吃下更多含糖的垃圾食物。

所以建議減重時若想喝含糖飲料，就用「赤藻糖醇」。它有 100 年以上的歷史，是存在於水果、菇類及許多發酵製品當中，像是酒、醋、味噌等的天然糖醇，也是歐盟、美國、日本普遍推廣的天然代糖。赤藻糖醇食用後會迅速被小腸吸收，並快速從尿液排出體外，不需要經過代謝分解，所以也不會影響胰島素分泌，血糖不會因此大幅上升，更不會在體內囤積。當然最好的方法還是喝水，喝水會讓體內的飢餓素大幅下降，有效降低食慾。

另外要提醒有胃潰瘍或胃病的人，若喝含有氣體的飲料，只會造成胃部不適，胃還會脹氣脹得厲害。氣體排出後接著產生強烈空虛感，胃口就不知不覺變大了，食量變多，熱量跟著增加，實在是沒有什麼好處。

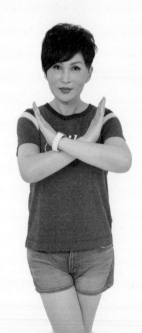
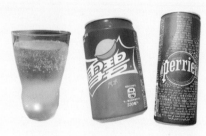

▲ 喝碳酸飲料或氣泡飲會不知不覺讓胃口變大、食量變多，減重時最好都別碰。

→ 不碰酒精，代謝力絕對提升！ ←

　　你是不是很羨慕日劇的女明星，每次回到家或洗完澡第一件事情，就是打開冰箱，拿出冰涼的啤酒暢飲下肚，身材卻可以如此纖瘦？如果你在減重時也模仿這些女明星的話，那你絕對不可能變瘦，液體麵包只會讓你變得更胖。

　　很多女明星減重時第一件事情就是先把酒戒掉了，只要戒掉喝酒的習慣，一個月都可以瘦到 3 公斤左右。因為酒精會阻礙身體的代謝力，拒絕飲用，代謝力自然就提升了！

　　要知道，若要消耗 1 罐啤酒的熱量，需要騎腳踏車 45 分鐘或打羽毛球 30 分鐘。但多數人不會天天都有這個運動量，若是常常要參加飯局，一場飯局至少要兩罐啤酒下肚，一下子就超過一碗白飯的熱量。所以為什麼喜歡喝啤酒的人身上幾乎都掛著一顆啤酒肚，而這顆肚子下面都是肥油。

　　過量酒精會造成肝臟對脂質代謝功能的障礙，讓肝臟囤積更多脂肪，變成脂肪肝。所以喝酒跟吃油的結果都一樣，若想順利消除腹部脂肪，就不要再碰酒精了吧。

TIPS

酒精飲料的驚人熱量

酒精濃度愈高，熱量愈高，常見酒類熱量如下。

烈酒類（以100 ml計算）	高梁酒	白蘭地	威士忌	紅葡萄酒
	270 大卡	278 大卡	238 大卡	91 大卡
	甜紅葡萄酒	白葡萄酒	二鍋頭	
	100 大卡	75.2 大卡	352 大卡	
啤酒（以一罐330 ml計算）	台灣啤酒	海尼根啤酒	麒麟生啤酒	
	120 大卡	147 大卡	151 大卡	

喜歡喝水果口味啤酒的話就更不得了了！含有果糖的甜味啤酒，
一罐約等於加了 6 顆方糖，熱量有 200 多卡！

換個方式吃飯，一週順利突破停滯期！

減重一段時間之後，遇到停滯期是正常的。一種是吃得再少都瘦不下來，另一種是狂做運動，外型變成「筋肉人」，但是體重、體脂肪卻比停滯期前還要更重！遇到這種情形不要急、莫驚慌，只要稍微改變一下飲食方式，一個禮拜就可以突破停滯期，讓體重順利往下降，更不會讓自己餓到！

🔘 早餐，從水果開始

不管你是幾點起床，起床後的第一餐先不要吃澱粉和油膩食物了，而是選擇水果。水果中的食物纖維、果膠與酵素，可以把前一天吃的食物和多餘物質，順利排出體外，讓排泄更順暢、代謝體內廢物，具有清腸效果。同時還可預防大腸癌、降低膽固醇、預防心臟病和膽結石。

尤其若飲食太鹹，水分又喝得不夠多時，身體就容易水腫，此時水果內豐富的鉀，就能夠協助排出體內多餘的鹽分。

水果中的食物纖維不僅能增加飽足感，研究發現早上吃水果可以提高耐飢餓程度。因為蔬果中的果糖不會刺激胰島素上升，所以血糖值也不會因為吃了水果就有強烈變化；只要血糖值穩定，就不會老是有肚子餓的感覺。

挑選水果時可以依提供飽足感為原則，例如香蕉、芭樂、奇異果、蘋果、火龍果、番茄，甚至是酪梨、西瓜、哈密瓜、柳丁、葡萄柚都不錯。不可以打成果汁，更不可以加牛奶，要吃食物的「原型」。而且分量只能一個拳頭大小，或約一個飯碗 250g，只要超過這個分量還是會變胖！

➡ 午餐，用澱粉穩定血糖和情緒

減重，一定要吃澱粉！再次強調，每日澱粉量不可以低於 70 至 130 公克。當午餐攝取足夠的碳水化合物（米飯或麵食），不僅下午的能量有了，也不會因血糖不穩定而影響情緒，觸動想吃的慾望。但絕對不是披薩、漢堡、蛋糕、餅乾這類精緻澱粉，記住，你是在減肥，不是在增肥！

通常我會吃兩個御飯糰（冷飯減重法），搭配一杯低糖或無糖豆漿。這時御飯糰就不用再限定口味了，肉鬆、鮪魚、沙拉龍蝦、明太子、壽喜牛等等皆可，因為兩個御飯糰熱量不會超過 500 卡，也不會囤積在體內，卻會帶給你滿滿的能量！

若是不想吃飯，也可以吃麵，但不能選有勾芡的羹麵，像是大腸麵線或蚵仔麵線就絕對不行。可以選擇烏龍麵、拉麵、牛肉麵等等湯麵類，但不要喝湯；乾拌麵要特別注意醬料，不要選芝麻醬或油葱醬，

這類醬料熱量會比較高。麵的分量則控制在半碗，搭配一盤燙青菜，或皮蛋豆腐、韓式泡菜、涼拌黃瓜、豆干海帶等等擇一都可以，而且還能控制在 7 分飽的範圍。

晚餐，7 點半前吃完優質蛋白質

研究發現若晚餐不吃澱粉，會減少胰島素分泌，體脂肪合成也相對減少。但身體在漫漫長夜仍需能量支持，否則半夜餓醒又會想吃東西，所以晚餐選擇攝取足夠蛋白質，不但會有飽足感，也不會囤積體內變成負擔，但要留意，攝取太多仍會消化不良。

那麼晚餐蛋白質要吃什麼？怎麼吃？很重要！若是吃錯蛋白質，體重和體脂肪會不降反增喔！你可以選擇低脂的雞胸肉、豬肉、牛肉、雞蛋，海鮮類則如蝦仁、透抽、鮭魚、鮪魚，而不是佈滿油脂的雪花肉、松阪豬。烹調方法盡量用烤或煎，分量也不能多，約一個手掌大小。不過，你會想這個分量怎麼可能吃得飽呢？所以這時可以搭配蔬菜一同食用。

通常我會烤一片雞胸肉（灑上少許的鹽、黑胡椒、淋上橄欖油醃漬 5 至 8 分鐘，包上錫箔紙後放進烤箱烤 10 至 15 分鐘，再切片食用）或煎一片鮭魚、4 片燻鮭魚片、一罐水煮鮪魚罐頭等等擇一，然後搭

配生菜沙拉包（日系超市有賣現成的蔬菜沙拉包），淋上少量的低脂凱撒沙拉醬、日式胡麻醬、柚子油醋醬。這頓晚餐分量夠，熱量也不會太高。但還是得在 7 點半前吃完喔！

便利商店是外食族的減重減脂好夥伴

　　24 小時都能在便利商店找到減重好食物，現在還有針對減重者設計的便當，熱量不到 380 大卡，主食是五穀雜糧飯，加上幾片香料雞胸肉、番茄炒高麗菜、水煮綠花椰和南瓜、杏鮑菇、半顆溏心蛋。這樣便當裡面有優質蛋白質和蔬菜，足以應付一餐所需的熱量。

　　或者也可選擇鯖魚便當，除了一片烤鯖魚之外，還有洋蔥炒蛋和其他季節蔬菜，主食是用燕麥和米來混合，一個便當大約 600 大卡左右，但有季節限定。這兩款便當可以分別在午餐和晚餐食用。我曾利用便利商店這兩款便當來減重，兩天就能減去一公斤左右，一個星期下來竟也能瘦 3 公斤，整體確實能讓身體輕盈不少，排便也非常順暢，但前提是——你要能吃不膩！

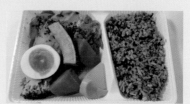

PART **4**

｛自己動手做｝
美味降脂料理

西班牙海鮮飯、義式湯品、中式粥品⋯⋯想自製美味營養料理不用大費周章。優雅上菜，還能遍嚐各國風味。

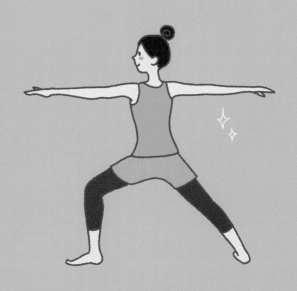

減重時

不要虧待自己，
料理絕不馬虎

我是個美食主義者，即使減重也不會委屈自己的味蕾，並不打算吃淡而無味或毫無營養的食物，每道菜仍要講求色香味俱全。減重時自己動手做料理，食材、油脂、調味料都可以控制。只要不過油、不過鹹，再搭配適當的辛香料來提高新陳代謝，做菜其實不難，減重也能吃得很美味喔！

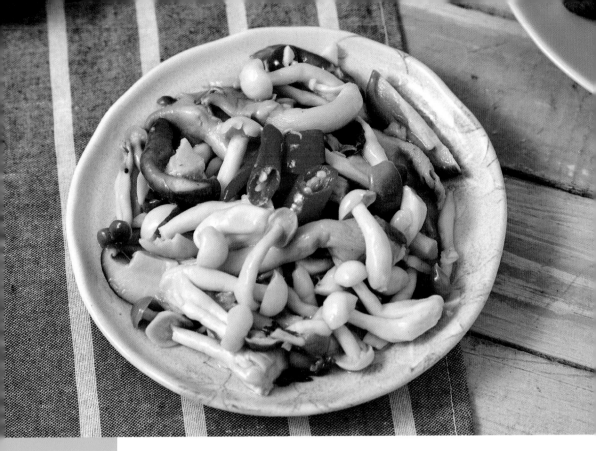

COOKING

塔香綜合菇

蕈菇類

　　菇類的膳食纖維很高，不管是美白菇、鴻喜菇、香菇、舞菇、杏鮑菇等等，都屬高纖低熱量，並且含有不易產生脂肪的植物性蛋白質。不僅超級容易有飽足感，也是飢餓或嘴饞時，可以放心大量補充的食物。隔天還會發現有清腸效果，真的值得掌聲鼓勵，是減重時可以多多食用的低熱量好食物。但若是有尿酸過高、痛風及腎臟病的患者，食用時就要特別小心。

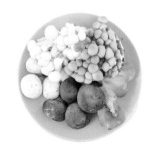

白胡椒粉

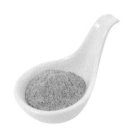

　　胡椒有黑白之分，黑的味濃，白的柔和。香中帶辣的滋味，能提高身體代謝，幫助燃燒脂肪，對腸道消化也很有幫助。

材料

新鮮香菇 ....1 包
鴻喜菇.......... 1 包
美白菇 ....1 包
九層塔.......... 少許
大蒜 ....2 瓣
辣椒 ....1 根
（不吃辣者可以不用加）

調味料

橄欖油 ....1 大匙
鹽 .... 少許
白胡椒粉 .... 少許

作法

1． 大蒜、辣椒切末。
2． 稍微沖洗一下香菇、鴻喜菇、美白菇。瀝乾水分後，香菇切 0.5cm 左右的粗絲，鴻禧菇與美白菇用手撕成適當大小，備用。
3． 冷鍋放入橄欖油，放入大蒜末與辣椒末，開中小火。
4． 待香味出來後，再將香菇、鴻喜菇、美白菇入鍋拌炒，並加入鹽、白胡椒粉調味。
5． 拌炒到菇類有一點出水後，最後加上九層塔拌炒均勻即可。

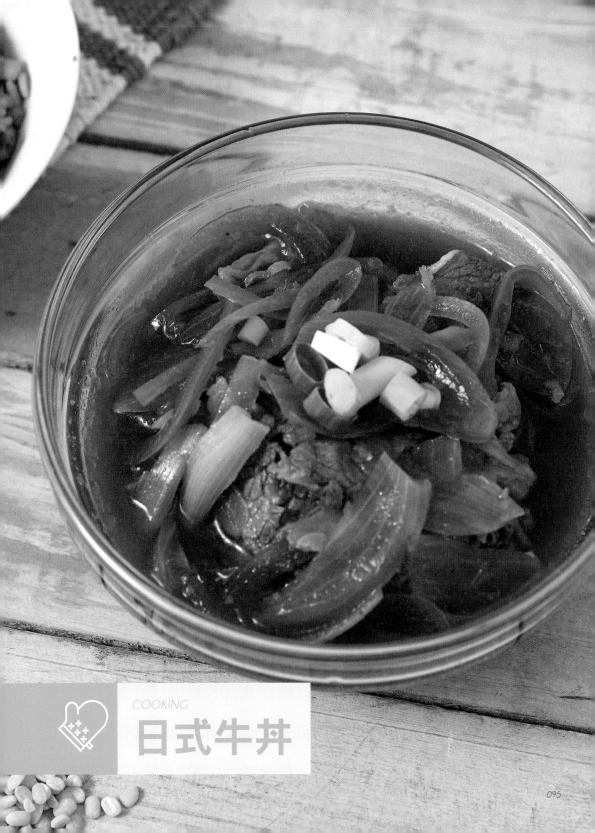

COOKING
日式牛丼

洋蔥

不僅膳食纖維高，裡面還富含硫代亞硫酸鹽（thiosulfinate）與槲黃素（quercetin），是降低壞膽固醇、血壓、血脂，及改善動脈硬化的白色好食物。但記得不要煮過熟，保留一些脆度，效果會更好。

牛肉

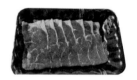

這是高蛋白質食物，減重時若補充足夠的蛋白質，每天可多燃燒 150 至 200 大卡熱量。且牛肉豐富的鐵質能將氧氣運送到細胞裡，加速新陳代謝。

和風醬油（柴魚風味）

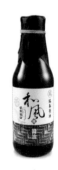

瑞春的和風醬油精選豆麥為原料，再經日曬 120 天發酵調製而成。口感甘甜，適合各式料理烹調！

材料

牛肉片 . . . . 1 盒
洋蔥 . . . . 1 顆
薑 . . . . 1 節

調味料

柴魚高湯粉 . . . . 1 包
和風醬油（柴魚風味） 3 大匙
味醂 . . . . 3 大匙
水 . . . . 3 碗

作法

1. 洋蔥切絲，薑磨成泥，約 1／2 大匙。
2. 取一湯鍋，將柴魚高湯、醬油、味醂、水放進鍋裡，開中火。
3. 煮滾後，放入薑泥與洋蔥絲，約煮 3 分鐘。
4. 放入牛肉片，待肉片煮熟變色後，轉小火再煮約 2 分鐘，同時撈去浮在表面的雜質及油質即可食用。

這道料理超級無敵簡單的，能在最短時間內做好，同時攝取足夠的蛋白質和纖維。喜歡吃辣的人，可以依照個人口味再灑上七味粉，更有日式的 FU 喔！單單牛丼就和五穀雜糧飯、糙米飯超搭的，但務必要小心因為太下飯而吃進過多澱粉。若試著把主食換成蒟蒻絲，等肉片熟後再放下去煮，不但吃得飽，熱量也會少很多！

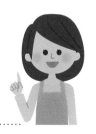

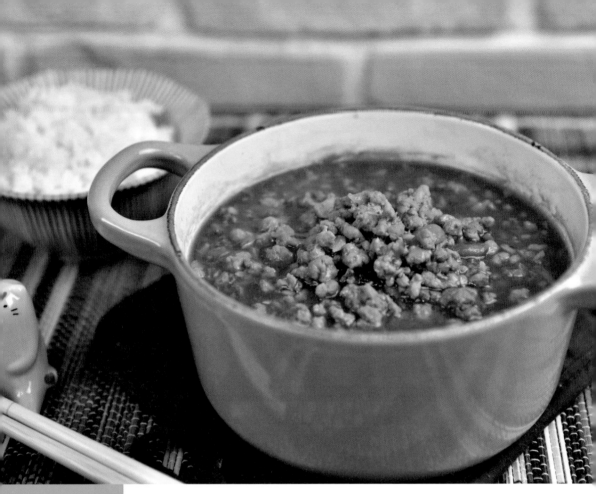

低脂紹興酒肉燥

　　豬絞肉是很多減重者怕得要命的食材，很擔心裡面的油脂會變成身上的肥油！其實只要挑選脂肪較少的部位，像是里肌肉、腰內肉，烹調時用豬肉本身的油脂，無須加入食用油，搭配簡單的調味料，就可以做一鍋香氣十足又不油膩的美味肉燥，吃起來一點都沒有負擔喔！

低脂豬絞肉

豬肉雖然是所有肉類脂肪含量最高的肉類，很多減重者擔心吃下去會變成身上的肥油！但只要選用油脂較低的部位，例如里肌肉、腰內肉做成絞肉，烹調時也無須加入食用油，用豬肉本身的油脂，再加上簡單的調味料，就可以做一鍋香氣十足又不油膩的美味肉燥。

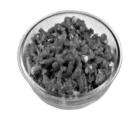

蒜頭酥

蒜頭酥是很萬用的天然食材，油炸去除了大蒜的嗆鼻辛辣味，還多了天然香氣。放在肉燥裡，可去除豬肉的腥羶味。

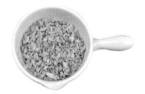

油蔥酥

新鮮的紅蔥頭味道香氣濃，不適合直接拿來拌炒或燉煮。經過油炸後再放入菜餚中香氣變得溫醇，味道上具有畫龍點睛的效果。

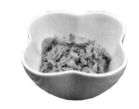

紹興酒

紹興酒的風味和米酒完全不同，屬於釀造酒的一種，酒的香味很重，但添加在肉燥裡能去腥、增香，讓肉燥風味更加鮮美。

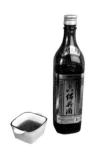

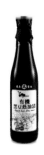

有機黑豆蔭油清

　　瑞春的有機黑豆蔭油清的主要原料，精選優良有機黃仁黑豆和有機糯米，味道甘醇鮮美！

材料

調味料

瘦的豬絞肉 ....1 盒
蒜頭酥 ....1 ／ 2 碗
油蔥酥 ....1 ／ 2 碗

黑豆蔭油清 ...1 ／ 2 碗
水 .... 1 ½ 碗
紹興酒 ....1 ／ 2 碗
赤藻糖醇 .... 少許

作法

1． 取一炒鍋開中火，鍋中不用加油，鍋熱後直接將豬絞肉放入鍋中炒熟。
2． 炒到絞肉周圍有一點焦黃後，將所有調味料和蒜頭酥、油蔥酥全部放入鍋中，煮滾 5 分鐘。
3． 待紹興酒酒氣揮發後，再蓋上鍋蓋，轉小火燜煮 15 分鐘，熄火即可食用。

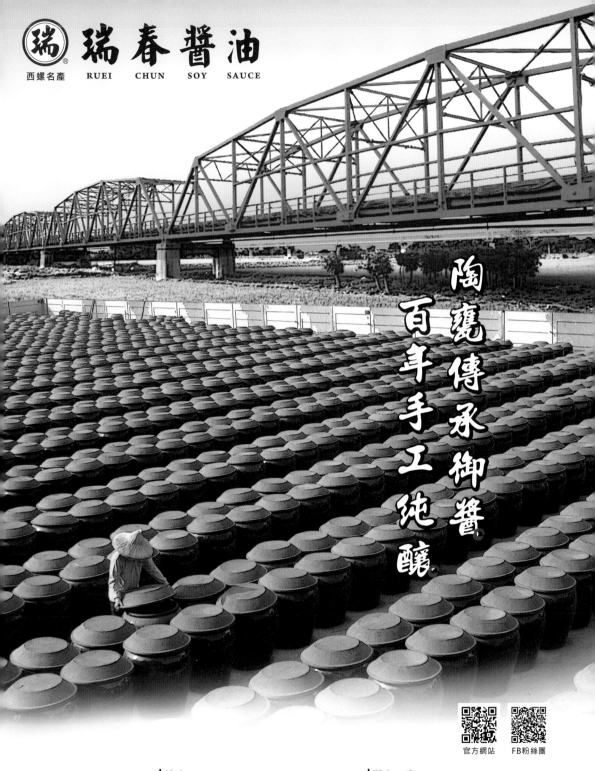

瑞春醬油
西螺名產　RUEI CHUN SOY SAUCE

陶甕傳承御醬
百年手工純釀

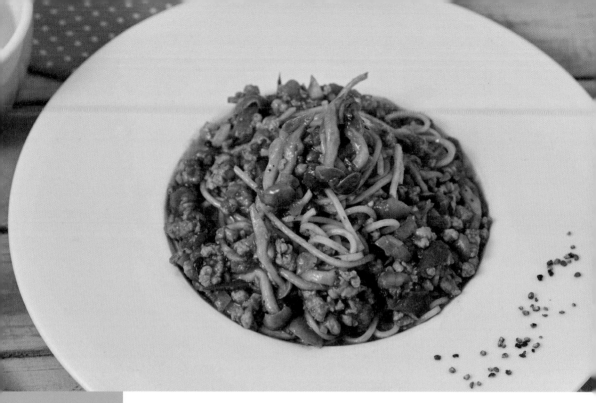

COOKING

鴻喜菇肉醬義大利麵

番茄

　　番茄的熱量很低、纖維高,是很容易取得的紅色食物,烹煮加熱後又有豐富的茄紅素,減重時可多食用,但不建議空腹吃,以免胃脹氣。

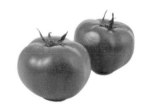

義大利麵

　　義大利麵是屬於不易讓血糖上升的低 GI 澱粉類食物。麵條彈性佳又耐嚼,減重時攝取容易有飽足感,比起一般的白麵條反而比較不易發胖。

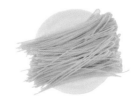

材料

瘦的豬絞肉 100g
鴻喜菇 .... 2 盒
番茄 .... 1 顆
洋蔥 .... 半顆
大蒜 .... 2 瓣
義大利麵 .... 1 束
（1 束約 5 元硬幣大小）

調味料

橄欖油 .... 1 大匙
鹽 .... 少許
赤藻糖醇 ...... 少許
粗粒黑胡椒粉 .... 少許
煮麵水 ...... 1／2 碗

作法

1. 鴻喜菇撕成適口的大小，番茄切丁，洋蔥、大蒜切成細末。
2. 取一湯鍋先煮義大利麵。湯鍋中約裝七分滿清水，放入一大匙鹽，開大火將水煮沸，放入義大利麵。
3. 沸騰後轉中火，約煮 2 至 3 分鐘，撈起義大利麵備用（煮麵水千萬不要倒掉喔）。
4. 取一炒鍋，冷鍋倒入橄欖油，開中火。將洋蔥末、大蒜末炒出香味後，放入豬絞肉拌炒，炒到肉色變白並帶些金黃脆感。
5. 放入鴻喜菇、番茄丁拌炒。接著轉小火，將煮好的義大利麵放入鍋中。
6. 加入約 1／2 碗的煮麵水、鹽、赤藻糖醇拌炒均勻後，續煮 3 分鐘至水分略微收乾。
7. 熄火，灑上少許的粗粒黑胡椒粉即可食用。

這道料理可以添加任何蕈菇類，不限定鴻喜菇。蕈菇的主要目的是取代義大利麵的分量，減少澱粉攝取，是減重時非常好用的食材。不僅容易有飽足感，隔天排便也會超順暢喔！

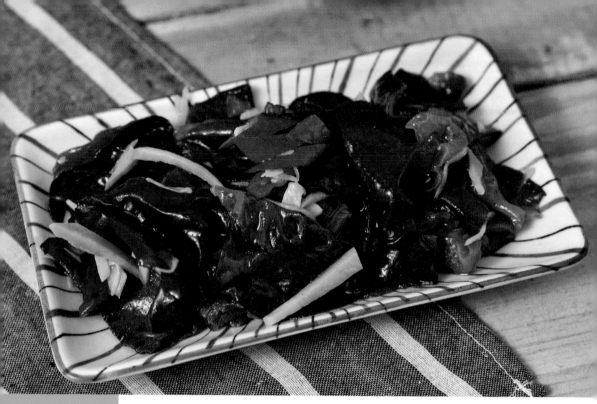

椒麻雲耳

黑木耳

　　低熱量、高營養價值、富含水溶性的膳食纖維，讓它成為減重時的超級食物，能穩定血糖和降低膽固醇。

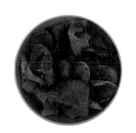

薑

　　薑能排除體內濕氣，讓身體發汗避免下半身水腫，又能提高新陳代謝。減重時攝取可以讓脂肪不易囤積。

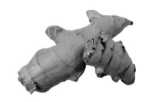

花椒油

花椒油是用大豆油和大紅袍花椒提煉出來的風味油。花椒能促進新陳代謝，在料理中適量加入少許麻而不辣的風味油，可讓菜餚增添香氣和韻味。

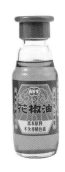

 材料

有機黑木耳	2 碗
辣椒	1 根
（不吃辣者可不加）	
薑	1 節

 調味料

橄欖油	1 大匙
鹽	少許
花椒油	少許
白胡椒粉	少許

作法

1. 薑與辣椒切絲；黑木耳去蒂頭洗淨，撕成適口大小備用。
2. 冷鍋放入橄欖油，放入薑絲和辣椒絲，再開中小火拌炒。
3. 待香味出來後，隨即放入黑木耳絲拌炒。
4. 拌炒約 2 分鐘後，再放入鹽和白胡椒粉調味。
5. 起鍋後淋上少許花椒油即可。

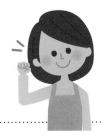

這道菜炒好後用保鮮盒放在冰箱裡，當餐與餐之間肚子餓，或想吃宵夜的時候，隨時可以登場。不僅冷吃、熱食味道都相當好，更適合在減肥期間大量食用。若遇到減重停滯期，不妨利用這道菜來突破，讓體重與體脂順利下降。

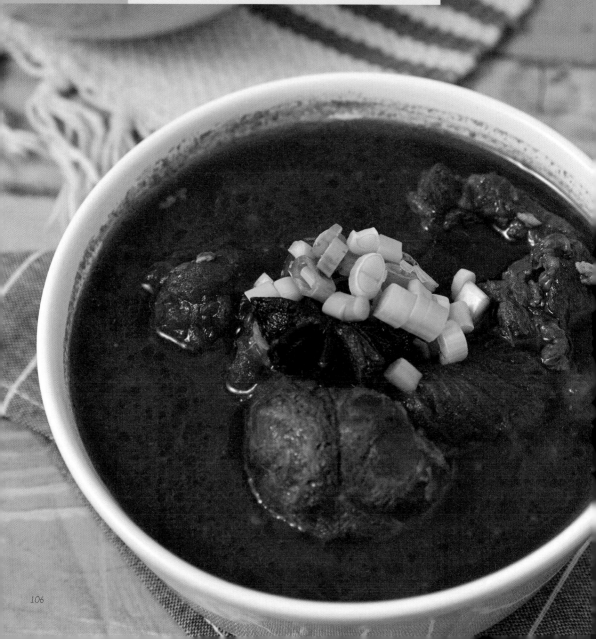

牛腱肉

牛腱肉的蛋白質高、油脂低，燉煮後釋放出豐富膠質，非常適合減重時補充滿滿的元氣！豐富的鐵和鉀，可以幫助提高新陳代謝喔！

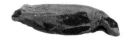

蕎麥麵

用蕎麥做成的麵條，熱量比小麥麵粉來得低，膳食纖維比較高，具有降低血脂、血糖和膽固醇的作用。

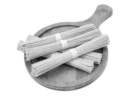

八角茴香

八個凸出的角，狀似星星，是滷包裡常有的香料。甜中帶點苦味，在燉煮牛肉時可去腥，又能讓湯頭帶有甘甜滋味。

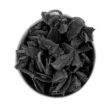

月桂葉

看似不起眼的葉子，是西式調理的基底調味料。非常適合與海鮮、牛肉、蔬菜一起烹煮，獨特的香氣讓湯底喝起來更有層次與韻味。

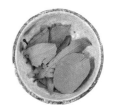

材料

牛腱肉 ....2 條
番茄 ....4 至 6 顆
（或使用去皮番茄罐頭 2 罐）
蔥 ....3 根
薑 ....1 節
大蒜 ....6 至 8 顆
八角 ....2 至 3 粒
月桂葉 ....2 片

 調味料

橄欖油 ....1 大匙
辣豆瓣醬 ....1／2 碗
（不吃辣者，可改為一般豆瓣醬）
醬油 ....2 大匙
鹽 ....少許
赤藻糖醇..........少許
清水 ......1000 至 1500cc

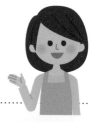

作法

1． 牛腱肉切約 2 公分左右的厚度，番茄切塊，蔥 2 根切段、1 根切丁，薑切片。

2． 牛腱肉滾水汆燙去血水，洗淨。

3． 取一炒鍋，冷鍋放入橄欖油後再開中火。將蔥、薑、蒜、八角先入鍋炒至香味出來後，熄火。

4． 豆瓣醬與醬油下鍋，利用餘溫將材料拌炒均勻後，再將汆燙過的牛腱肉下鍋拌炒一下。

5． 取一湯鍋，將拌炒過的材料和番茄放入鍋中，加入清水（水的高度要淹過所有食材料約 10 公分）。

6． 大火煮滾後加入鹽、糖（調味料請自行斟酌），蓋上鍋蓋小火燉煮 1 個小時左右，灑上蔥花即可食用。

豆瓣醬一定要炒過才會有香氣，但千萬不要開火炒，不但會讓豆瓣醬濺得到處都是，也容易焦黑！若家裡有燉鍋，煮這道湯就非常方便。放入拌炒後的材料及番茄，再加入清水並淹過食材高度，蓋上鍋蓋後只要按下熬「湯品」的按鍵，也不用看著爐火，約 1 個小時就完成濃郁香甜的牛肉湯了！

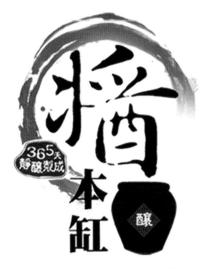

台灣手工黑金醬油

甕藏純釀

台灣燈會首選禮盒

黑標　清露

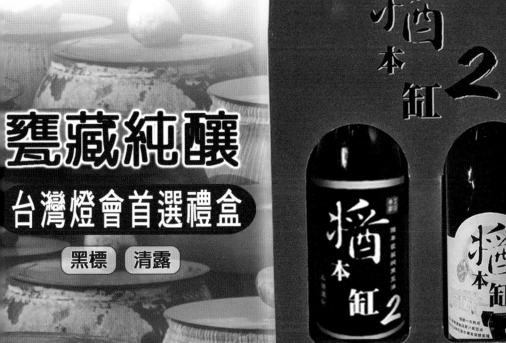

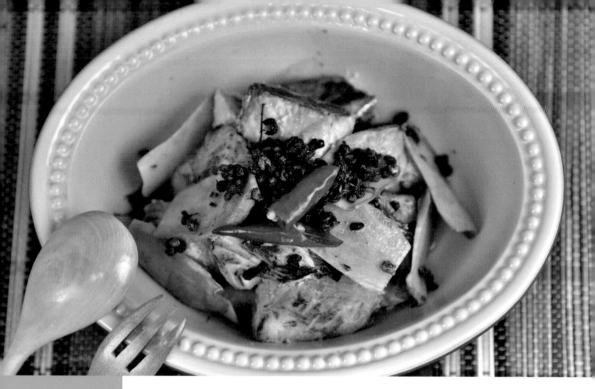

COOKING
椒麻鹽麴鮭魚塊

鮭魚塊

鮭魚含有豐富的蛋白質、Omega3、鈣、鐵,維生素 B 群、D、E 等等,是營養價值相當高的海鮮食材。對減重者來説,鮭魚超過 55% 的單元不飽和脂肪酸,能幫助降低膽固醇、血壓。

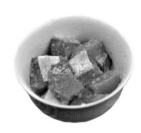

花椒

微麻的花椒,不僅可以去除肉類腥味,也能讓身體產熱發汗、促進新陳代謝。

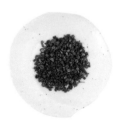

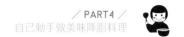

鹽糀（鹽麴）

這是日本常見的調味料，在台灣卻是這幾年才被大家漸漸接受。單單一種東西就取代了鹽、酒、味精的功能，不僅可以提升肉質鮮度，也具有軟化肉質的功用，更讓食材不死鹹，而是更有層次！

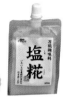

 材料

鮭魚 . . . . 1 片
薑 . . . . 1 節
大蒜 . . . . 2 至 3 粒
花椒粒 . . . . 1 小匙
辣椒 . . . . 1 根
（不吃辣者可不加）

 調味料

鹽麴 . . . . 1 小匙
（沒有鹽麴可改用鹽和米酒）
橄欖油 . . . . 1 大匙

 作法

1. 鮭魚洗淨後切成約 4×4 的塊狀大小，薑切片，大蒜拍碎，辣椒切末。
2. 鮭魚放入碗中，加入鹽麴醃漬 15 分鐘左右。
3. 取一炒鍋，開中小火，不用放油，鍋子微熱後將鮭魚塊平鋪在鍋中。兩面煎至金黃後取出備用。
4. 鍋中放入橄欖油，再將薑片、大蒜、花椒粒、辣椒末焗香後，倒入鮭魚塊，拌炒均勻即可食用。

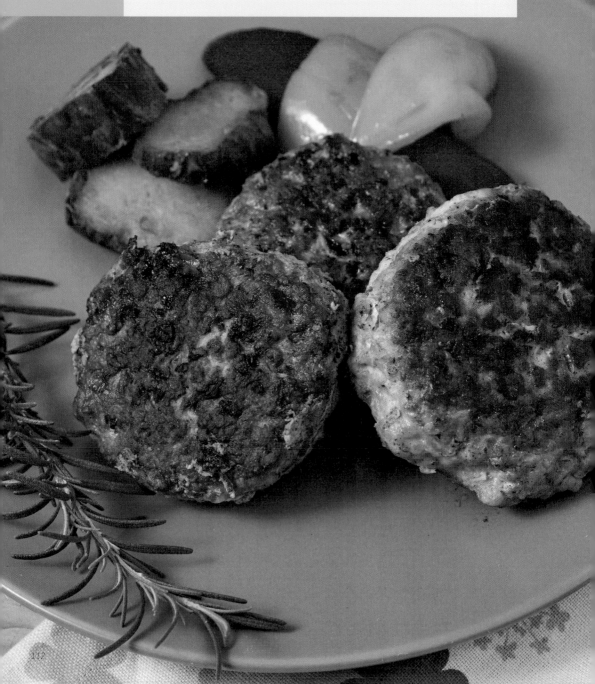

低脂牛絞肉或低脂豬絞肉

現在有許多較大型的日系超市例如 JASONS，都有販賣調味好的生漢堡肉，只要再加入洋蔥末重新塑型即可，節省許多時間。

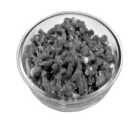

洋蔥

洋蔥除了切成細末和漢堡肉加在一起之外，另外則是切成粗絲鋪在鐵盤上，將漢堡肉放在洋蔥絲上。不用擔心肉會烤焦，又可以品嚐到帶有肉汁的鮮甜洋蔥。

紅黃甜椒

紅黃甜椒的甜度雖比青椒來得高，但卻是低熱量、維生素C及花青素含量高的蔬菜。在彩虹飲食裡是不可或缺的食材，非常適合減重的人食用。

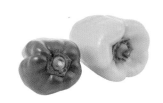

地瓜

地瓜的熱量雖比馬鈴薯來得高，但維生素A、C及纖維質等營養價值，也比馬鈴薯來得多。不但能延緩血糖上升，也可以取代一餐的澱粉量，是非常棒的根莖食物。

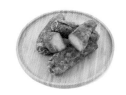

材料

漢堡排

去脂牛絞肉 200g

低脂豬絞肉 200g

（也可以單純只用牛絞肉或

　　豬絞肉，共計 400g）

洋蔥 ....1 顆

大蒜粒 ......2 至 4 瓣

雞蛋 ....1 個

牛奶或水 .....約 100cc

太白粉 .... 少許

鹽 .... 少許

粗粒黑胡椒粉 .... 少許

配菜

洋蔥 ....1 個

甜椒 ....2 至 4 個

地瓜 ....1 顆

（也可以用馬鈴薯 1 至 2 顆）

調味料

橄欖油 ....1 大匙

鹽 .... 少許

粗粒黑胡椒粉 .... 少許

義大利綜合香料 .. 少許

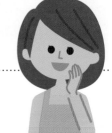

作法

1. 漢堡排材料中的洋蔥切末，約 1 碗的量、大蒜切成細末，將漢堡排所有材料放入深碗中充分攪拌，直到絞肉有些黏性為止。

2. 接著將絞肉捏成球狀塑型，放在手掌中左右來回拍約 10 次，打出絞肉裡的空氣才會好吃。

3. 平底鍋冷鍋時放入橄欖油，開小火，將漢堡排煎至兩面金黃，不需要全熟。

4. 取出烤箱鐵盤，烤箱用上下溫度 180 度預熱 5 至 8 分鐘。

5. 配菜的洋蔥切粗絲、甜椒和地瓜隨意切塊。

6. 洋蔥絲鋪在鐵盤，放上漢堡肉，再將甜椒塊、地瓜塊平均擺放在鐵盤四周圍，撒上少許鹽、粗粒黑胡椒粉、義大利綜合香料，並淋上約 1 大匙的橄欖油。全部送進烤箱中約烤 10 分鐘即可食用。

如果家中沒有烤箱，也可以直接放在平底鍋裡製作。底部一樣先鋪洋蔥絲，再放上漢堡肉，將甜椒塊及地瓜塊平均擺放在鍋內，加入一碗水之後蓋上鍋蓋。用小火慢慢蒸烤，待鍋裡水分全部收乾後即可食用。

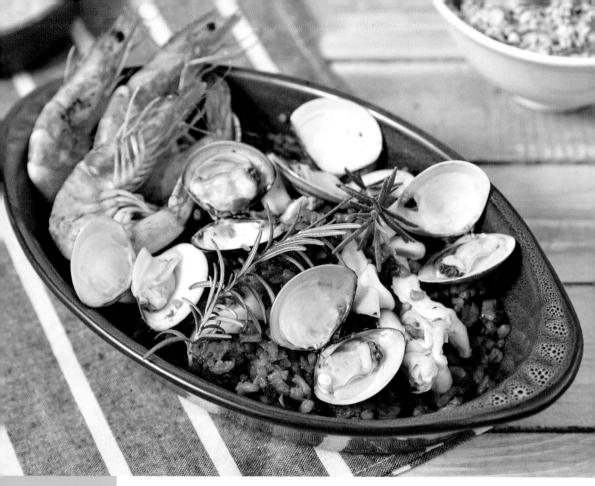

海鮮風味烤飯

香料米

　　在生米裡添加咖哩、羅勒、義式香料或堅果的風味米，可以在日式超市或 HOLA 食材區買到，有多種口味可選擇，是相當方便的食材。即使是在減重，米飯吃起來也可以很有味道而不單調。

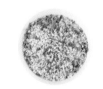

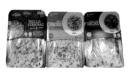

材料

咖哩風味香料米 ...1 盒
(280g)

蛤蜊 ....10 至 20 顆

白蝦 ....6 至 8 尾

透抽 ....1 尾

洋蔥 ....1 顆

大蒜 ....2 瓣

辣椒 ....1／2 根

（不吃辣者可以不加）

調味料

橄欖油 ....2 大匙

鹽 .... 少許

粗粒黑胡椒 ...... 少許

水 ....2 碗

作法

1． 透抽切片，洋蔥、大蒜、辣椒切末。

2． 取一平底鍋，冷鍋時倒入橄欖油、開中火，將蛤蜊、白蝦、透抽片放入鍋中。炒至蛤蜊微開、白蝦微紅、透抽略為捲曲，約 6 分熟即可先起鍋。連同湯汁盛盤，備用。

3． 將平底鍋洗淨擦乾，冷鍋時倒入橄欖油，開中火。將洋蔥末、大蒜末、辣椒末炒香味出來後，再加入香料米一起拌炒均勻。

4． 將 2 碗水分 3 次加入鍋中，每次倒的水量皆蓋過米粒即可。記得要一邊拌炒，避免米粒在鍋底燒焦。

5． 以小火燉煮 10 分鐘左右，水分不需要全收乾。加入鹽拌勻後熄火。

6． 烤箱先用 180 度預熱 5 分鐘，再將海鮮均勻鋪在米飯上面，送進烤箱烤約 8 至 10 分鐘。取出灑上粗粒黑胡椒即可食用。

....

　　最後加入「烤」的動作，是可以讓海鮮飯的口感更加清爽，但若沒有烤箱也無妨，只要加入海鮮後蓋上鍋蓋燜煮約 5 分鐘，讓水分再收乾一些，也是非常好吃的！

....

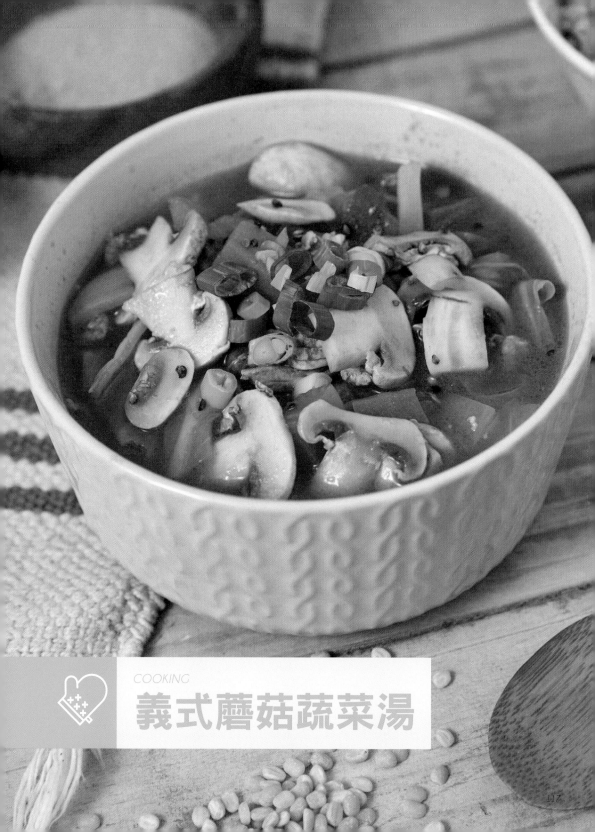

COOKING
義式蘑菇蔬菜湯

117

高麗菜

　　高麗菜具有低熱量、高纖維的特性。在料理中加入高麗菜，利用咀嚼達到容易飽足感的功能，是減重時事半功倍的好食材。

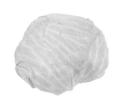

材料

高麗菜 .... 半顆
洋蔥 .... 1 顆
紅蘿蔔 .... 1 根
番茄 .... 2 至 3 顆
鮮蘑菇 .... 約 8 至 10 顆
西洋芹 .... 3 至 4 根
低脂豬絞肉 200g
蔥 .... 1 根
月桂葉 .... 2 片

調味料

橄欖油 .... 1 匙
鹽 .... 少許
赤藻糖醇 .... 少許
粗粒黑胡椒粉 .... 少許
清水 1000cc

作法

1. 高麗菜用手撕成適口大小，洋蔥、紅蘿蔔、番茄切丁，蘑菇切片，西洋芹切塊、蔥切成丁。
2. 取一湯鍋，冷鍋放入橄欖油後再開中火，將絞肉炒到肉色變白。
3. 放入洋蔥及番茄拌炒約 2 分鐘，待香味出現後，加入 1000cc 的清水，轉大火煮沸。
4. 水滾後，把高麗菜、紅蘿蔔、蘑菇、西洋芹、月桂葉放入鍋中。蓋上鍋蓋，煮滾後轉中小火，續煮 20 分鐘。
5. 加上鹽、赤藻糖醇、粗粒黑胡椒粉調味，熄火撒上蔥花後即可食用。

....

　　湯裡加點糖可降低番茄的酸度，讓整道湯口感更加溫潤。這是熱量不高卻能帶來滿滿飽足感的湯品，當正餐或點心都非常適合。遇到減重停滯期時不妨喝它，可以讓體重和體脂再順利下降一些。

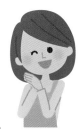

....

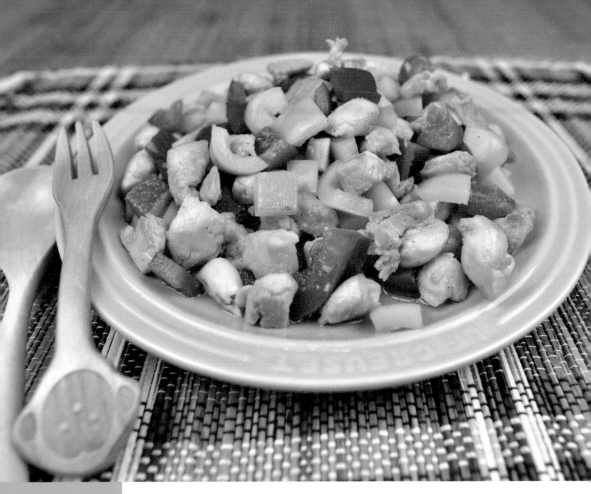

 COOKING
彩椒雞米丁

雞胸肉

雞胸肉低脂、低卡、高蛋白質,吃起來飽足感很
夠,是減脂快瘦不可或缺的食材之一

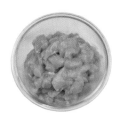

材料

雞胸肉或雞柳條 ...1 盒
紅甜椒 ....1 顆
黃甜椒 ....1 顆
大蒜 ....2 顆
辣椒 ....1 根
（不吃辣者可不加）

調味料

醬油 ....2 大匙
米酒 ....2 大匙
香油 ....2 小匙
太白粉 ....1 小匙
橄欖油 ....1 大匙
鹽 ....少許
白胡椒粉 ....少許

作法

1. 大蒜、辣椒切末，肉跟紅黃甜椒切成約 1×1 公分的丁狀。
2. 將雞肉放入碗中，醬油、米酒、香油、太白粉加進碗裡後均勻攪拌，醃 5 至 10 分鐘。
3. 取一炒鍋放入橄欖油，開中小火，鍋子微熱後將大蒜末、辣椒末和醃好的雞丁一同放入鍋中，用筷子拌炒開來。
4. 雞丁炒熟後再放入甜椒丁，大火將食材拌炒均勻。
5. 接著再加入鹽、白胡椒粉，調味完成即可食用。

⋯⋯⋯⋯⋯⋯⋯⋯⋯⋯⋯⋯⋯⋯⋯⋯⋯⋯⋯⋯⋯⋯⋯⋯⋯⋯⋯

也可以嘗試把濃郁彩椒，換成小黃瓜的清爽版，在嘴裡的口感和爽脆截然不同。

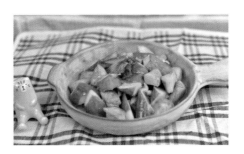

⋯⋯⋯⋯⋯⋯⋯⋯⋯⋯⋯⋯⋯⋯⋯⋯⋯⋯⋯⋯⋯⋯⋯⋯⋯⋯⋯

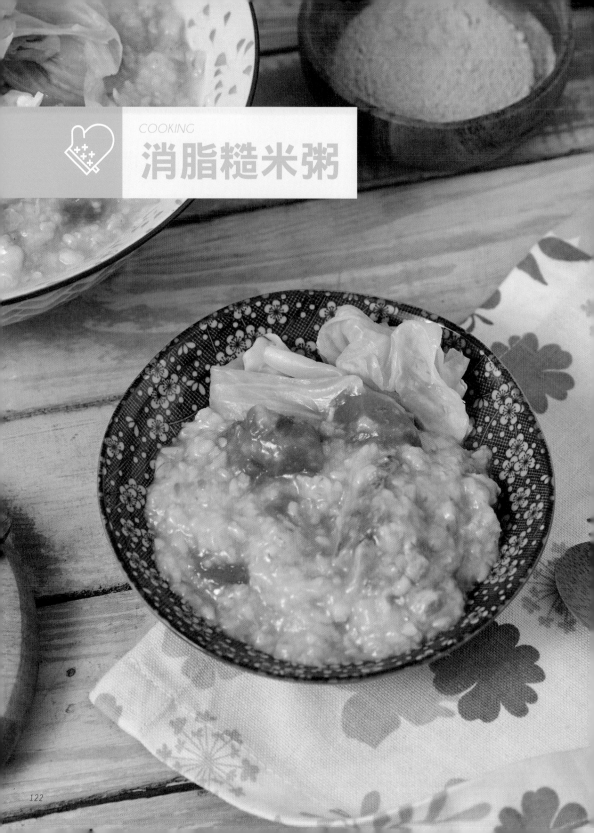

糙米

就維生素、礦物質和膳食纖維來說，糙米的營養價值都比白米高。能促進新陳代謝、增加飽足感，也有助於體重控制。但若是腸胃道消化功能不是很好的人，則應減少攝取。

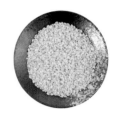

豬龍骨

豬龍骨是豬的脊椎。熬湯的味道比排骨來得好，湯頭清、味濃郁、油脂少，對減重的人也比較沒有負擔。

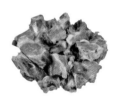

材料

糙米 ....1 碗
豬龍骨 ....1 盒
　　　　　　（8 至 10 塊）
紅蘿蔔 ....1 根
高麗菜 ....1／2 顆
水 ....5 碗

調味料

鹽 .... 適量
白胡椒粉 .... 適量

作法

1. 豬龍骨汆燙去血水，洗淨備用。紅蘿蔔切塊、高麗菜用手撕成適口大小。
2. 取一深鍋倒入水，待水煮沸後，將糙米、豬龍骨放入鍋中，用中火熬煮約 25 分鐘。
3. 再放入紅蘿蔔塊，再次煮滾後約 5 分鐘熄火，並蓋上鍋蓋燜煮 20 分鐘。
4. 再放入高麗菜，再次煮滾後約 5 分鐘熄火，並蓋上鍋蓋燜 25 分鐘。
5. 最後加入鹽與白胡椒粉調味，即可食用。

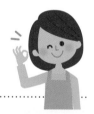

　　煮粥時可用「燜煮法」，毋需讓整鍋粥一直放在爐火上加熱。熬煮時不用一直看著爐火、翻鍋攪動，也不用擔心米粒會沾黏在鍋底燒出焦味。食物的甜味將緊緊依附在每顆米粒之中，滿口香甜濃郁。

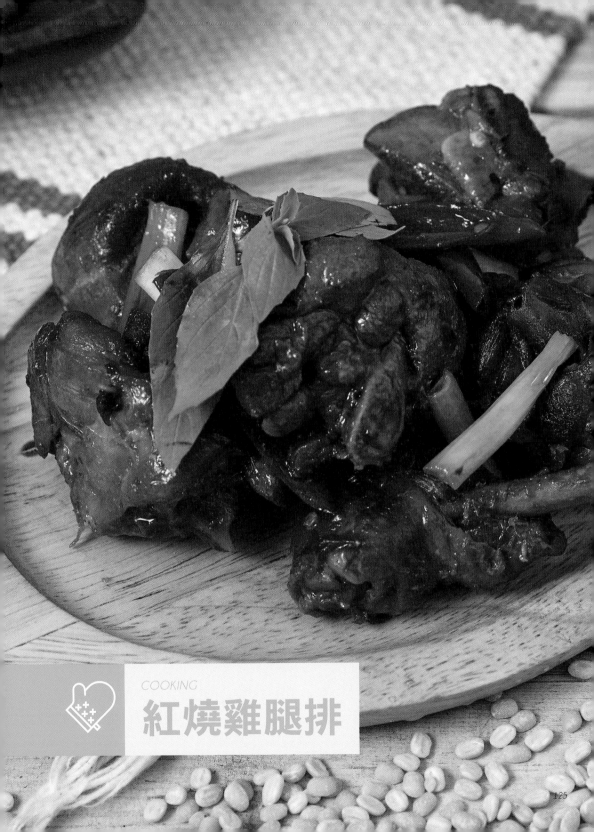

COOKING
紅燒雞腿排

黑豆醬油

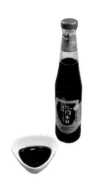

　　耗費 365 天手工靜釀甕藏的醬本缸黑豆醬油，味道甘醇而不死鹹，無添加化學調味料和防腐劑。不會讓人越吃越口渴，久煮醬色也不會黑，仍然是美麗的琥珀色。天然釀造的醬油一定要放進冰箱保存，味道才不會變質、發霉。

雞腿

　　雞腿上的皮不用特意取下，用乾鍋先逼出雞皮的油脂，也可以減少油脂攝取。

材料

雞腿塊 ....2 隻
蔥 ....1 根
大蒜 ....3 瓣
九層塔 .... 少許

調味料

橄欖油 ....1 大匙
醬油 ....2 大匙
赤藻糖醇 .... 少許
水 ....1 碗

作法

1. 雞腿塊洗淨，蔥切段，大蒜去皮拍碎。
2. 取一炒鍋，不必放油，將雞腿塊下鍋逼出雞皮的油，雞肉取出備用。
3. 冷鍋倒入橄欖油，放入蔥、大蒜，開中火。
4. 待香味出來後，再將雞腿塊、醬油、赤藻糖醇、水放入拌炒。煮沸後蓋上鍋蓋，轉小火。
5. 約燜煮 5 分鐘再掀蓋拌炒，讓雞腿肉均勻上色入味，再蓋上鍋蓋燜煮 3 分鐘，最後撒上九層塔拌炒後就能開心享用。

PART **5**

雕塑體型

｛隨時隨地｝
都是你的運動場

減重時要運動，不用天天花大把時間，
也不用繳費報名健身房。只要在看電
視、刷牙、煮飯等日常生活中，適時加
入鍛鍊動作，很快就能看到線條變化。

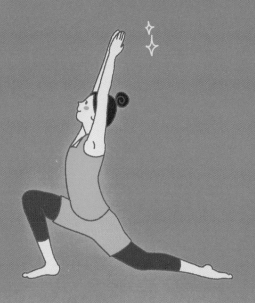

運動
不用上健身房

　　剛開始減重的人，先別急著狂做運動，因為運動不會幫助你燃燒脂肪，還有可能讓你的體型變成金剛芭比。先調整飲食讓體重和體脂肪降下來後，再開始做一些雕塑體型的運動。這樣能讓肌肉緊實有線條，不會因為瘦下來身上的肉就變得鬆鬆垮垮。

　　運動在這本書裡只佔了 1 ／ 10，就是告訴你在減重的時候，飲食比運動來得重要！根據《加拿大生理藥理》期刊研究指出，如果你相信運動能夠降低體脂肪，那是因為你相信運動可以燃燒脂肪。一旦有這種想法，你每天會花很多時間在做累得半死、喘得要命的運動，像是跑步、騎自行車、飛輪、游泳、跳健身操的有氧運動，且運動時間必須持續 30 分鐘以上、心跳在 133 下，結果是——減重的成效並沒有預期中來的好！

　　減重的人要運動，運動的「強度」很重要！根據研究發現，減重者要將強度提升到無氧的運動，像是重量訓練、仰臥起坐、伏地挺身、深蹲、舉啞鈴、撐體等這些運動，降低體脂肪的效果會比較好，因為無氧運動可以在短時間消耗熱量，還可以鍛鍊更多肌肉。肌肉越多將吸引更多碳水化合物離開脂肪組織，同時可以提高基礎代謝率。

不用花太多時間運動，只要平時在工作、走路，甚至是刷牙、做飯、看電視的廣告時間做幾個簡單動作，不用上健身房，隨時隨地都是你的運動場！而且根據日本研究發現，每天只要花一點時間鍛練「肌力」，就可以降低 10% 的體脂肪。

剛開始用 5 週的時間，每天只要 5 分鐘，做幾個無氧運動、重量訓練，增加肌肉量來幫助你提高基礎代謝。增加肌肉量就可以每天多消耗 300 大卡熱量，不僅體重會下降，同時還能擁有緊實線條，外表看起來也就會顯瘦許多。

→ 簡單好上手的運動，5 週就有驚喜效果 ←

以前我是連一個仰臥起坐都做不起來的人，一大坨脂肪在肚子上，摸起來軟趴趴，腹部肌耐力非常差，每天起床都還要翻個側身才能起來。現在我一口氣可以做 50 個仰臥起坐，還得感謝我的大情人，有天早上起床前給我看了一段海牛在仰臥起坐的網路影片，還補了一槍說：「海牛都比你會做仰臥起坐！」

就因為這一槍，讓我開始訓練自己的腹肌。從第一天做 5 下，第二天做 10 下，直到一個禮拜後一口氣可以做 30 下，就這樣循序漸進，現在可以一口氣做 50 下。每天花不到 5 分鐘，早晚各做 50 下仰臥起坐，腹部的平坦與結實就這麼給練出來了！

　　比較意外的是，原本有腰痠背痛、經常閃到腰的問題，也因為練了腹部的核心肌群而讓症狀減少許多，肚子也不會像以前一樣，吃完東西後就變得很鼓、很大。每天花不到 5 分鐘來訓練腹部核心肌群，效果真的非常明顯。

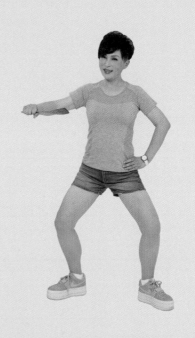

　　我其他運動也超簡單的。看電視時張開雙手畫圈圈消蝴蝶袖；用刷牙、煮飯、寫稿的時候做深蹲，練大腿、臀部的肌肉線條；等錄影的空檔坐在椅子上把大腿伸直，練股四頭肌、瘦大腿；睡前在床上做抬腿運動；沒事在家也可以踮腳尖把手抬高向上伸直走路，不知不覺把身材的線條與核心肌群練起來。或是鋪個瑜伽墊做幾回棒式撐體，訓練腰部、腹部及手部線條，讓腰圍從 31 吋變25 吋；5 週之後，腹部平坦結實、手臂變細有線條、大腿內側不再摩擦！

→ 就從自己可以接受的強度開始 ←

　　我知道胖的人都不太愛動，能坐就不站、能躺就不坐，其實走路就是最好的運動！若要減重，我就會鼓勵至少飯後要起來走走，而不是吃飽飯就窩

在沙發上，長期下來肚子上的脂肪不多好幾層也難！所以下定決心減重，5
個星期每天 7 點半前吃完晚飯，8 點半左右就換雙運動鞋，開始按下計步器，
挑一個自己喜歡的路線快走個一萬步吧！

總之，劇烈運動是沒有辦法瘦身的，在減重的過程中也不見得快樂，倒
不如在日常生活中養成隨時隨地找到機會就做運動的習慣。而且一定要量力
而為、循序漸進。尤其是對於從來不運動、沒有運動習慣，或年紀較大、肌
力和關節都不是很好的減重者來説，不需要強迫自己一次做到位，強度是可
以慢慢訓練的。像我是換過人工膝關節的人，所以會先將體重減下來再開始
運動，才不會因過重而做得氣喘吁吁，也不容易傷到膝關節，更提高運動的
意願和持久度。

運動千萬不要太勉強，一次就要做滿、做好是不可能的。建議可以從每
天挑選一種運動做 5 分鐘，或每天挑選兩種運動各做 5 分鐘開始，依照個人
可以接受的強度，漸漸增加運動的項目與時間。5 個星期之後，身材勻稱、
肌肉緊實、肌耐力增加、精神氣色容光煥發是顯而易見的！

SPORT

平板撐（棒式撐體）

　　初次做平板撐的人，很難將身體維持在一直線，不是肚子在地上，就是手肘撐不起來，往往撐沒有幾秒鐘，腹部、手臂就開始抖動。這時可以停下來休息片刻再重複此動作，千萬不要一次就想撐個幾分鐘，建議可以先從撐 20 秒開始訓練，之後再漸漸增加時間。

目的　鍛鍊脊椎周圍肌肉及腹部核心肌群、讓手臂、大腿、腰部的肌肉緊實，線條明顯。

動作　用腹部及腳趾的力量撐起身體，眼睛看著地面，不要憋氣，正常呼吸即可。

頭部、肩部、臀部、踝部儘可能維持在同一水平。

肘關節和肩關節與身體保持直角。

臀部夾緊

雙腿伸直

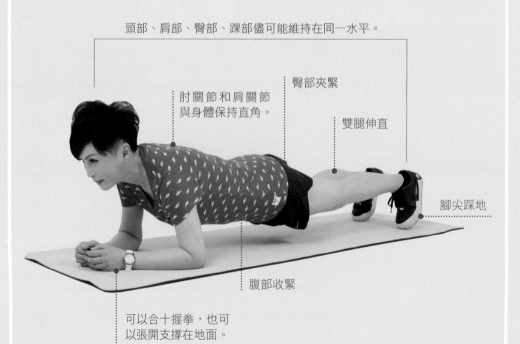

腳尖踩地

腹部收緊

可以合十握拳，也可以張開支撐在地面。

SPORT

捲腹仰臥半坐

　　捲腹仰臥「半」坐，和下背部離開地面的仰臥「起」坐是不一樣的。只有讓背部提起 45 度左右，幅度較小，就可以鍛鍊到腹部肌肉，讓腹部變得緊實平坦。要注意的是，起身出力的地方是用「腹部」，很多人會用脖子的力量起來，這樣非常容易傷到頸椎！

目的 訓練腹部肌肉、消除腹部贅肉。

動作

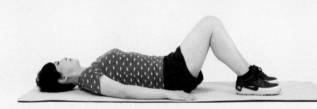

1． 平躺，兩腿微開與
　　肩膀同寬，兩膝曲
　　起約 45 度。

2． 雙手抱在胸前，用
　　腹部力量捲起上
　　身約 45 度，下背
　　部仍是貼在地面。

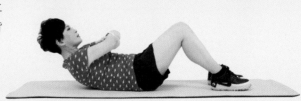

3． 稍微停留約 2 秒後再慢慢往下躺，但不要完全躺平，到肩部即可。
4． 重複捲起上身的動作 5 回；起身時吐氣，下躺時吸氣。

抬腿捲腹

只要不是在太軟的床墊上，都可以做這個運動。特別是睡前做個幾回，還能幫助睡眠，是有助於快速入睡的方式喔！

目的 擺脫大肚腩、讓小腹平坦，消除大腿內側贅肉。

動作

1. 平躺，雙腿併攏往上伸直，和臀部呈 90 度，停留。

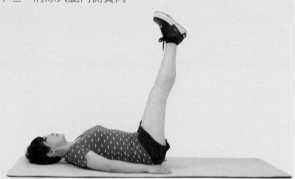

2. 用腹部力量捲起上身約 45 度，雙手往前伸直，儘可能讓手碰到小腿。

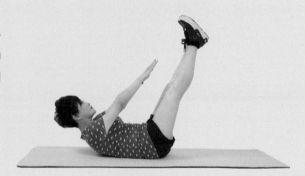

3. 停留約 5 至 10 秒，再將全身放鬆躺平。
4. 重複捲起上身的動作 5 回；起身時吐氣，下躺時吸氣。

SPORT

抬腿平舉

　　抬腿運動是消除腰部及腹部贅肉最快、最有效的方式。操作時腰部千萬不要過度拱起，而是平貼在地面上，且腹部一定要用力，才能達到瘦小腹、瘦腰的效果。只要經過一段時間的訓練，往後就能輕易做上好幾回，腹部平坦不是夢！

目的 可以讓小腹在短時間之內平坦，縮小腰圍、擺脫水桶腰的煩惱。

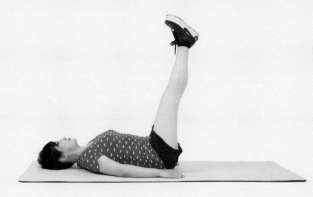

動作

1. 平躺，雙腿併攏往上伸直，和臀部呈 90 度，停留。
2. 腹部用力，同時慢慢將雙腿放下。

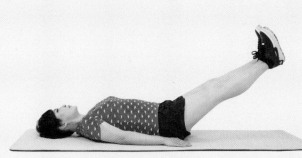

3. 雙腿降到 45 度左右時，停留約 5 至 10 秒。此時正常呼吸，不要憋氣。
4. 在雙腿快要碰到地板前，再次抬起來，重複動作 5 次。

SPORT

舉手瘦腰

在左右傾斜的時候，傾斜角度不可過大，超過 15 度反而容易拉傷另一側腰部肌肉。操作時想像有一條繩子在往上拉，效果會更好！

目的 消除手臂蝴蝶袖，鍛鍊腹部核心、改善腹部鬆弛，緊實腰部、臀部線條。

動作 1. 身體站直，兩手向上伸直並合十，縮小腹、臀部夾緊。

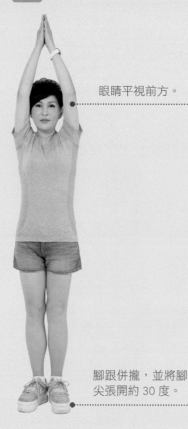

眼睛平視前方。

腳跟併攏，並將腳尖張開約 30 度。

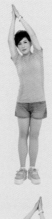

2. 身體先向右邊傾斜約 15 度，感到腰部肌肉有緊實感時，停留約 5 至 10 秒左右再回正。

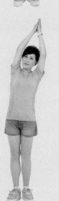

3. 同樣換左邊傾斜約 15 度，操作過程正常呼吸即可。重複動作 5 至 10 回。

SPORT

雙手互推

　　這可說是隨時隨地都能操作的運動，不限時間地點，等車、看電視、或站或坐，隨時都可以鍛鍊上臂及胸大肌。消除掰掰袖，讓手臂線條更明顯，胸型也更漂亮。坐姿操作時記得坐正，不可彎腰駝背。

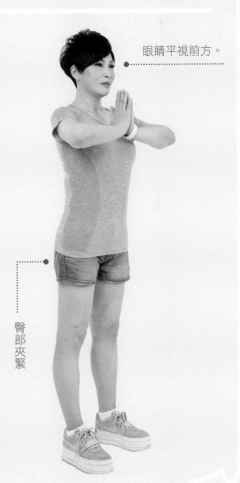

眼睛平視前方。

臀部夾緊

目的 訓練手臂與胸大肌線條，消除上臂贅肉，讓胸部更加堅挺。

動作

1. 身體站直，雙腳打開與肩膀同寬。
2. 雙手合掌放在胸前，挺胸、雙肘抬高與肩膀平行。
3. 手臂用力兩掌互推，平衡點放在中間位置，出力停留約 20 秒。
4. 當腋下及胸大肌感到微痠時可稍作休息，操作過程中正常呼吸即可。

SPORT

下壓推牆扶手撐

　　這是伏地挺身的簡易版，只是不需要趴在地上做，而是利用一面牆就輕易消除手臂和腹部脂肪。輕鬆鍛鍊手臂及腰部線條，更可以增加手臂及腹部的肌耐力。下壓時會感到小腿肚緊實，同時美化腿部線條！

目的 讓手臂、腰部線條緊實、美化腿部曲線。

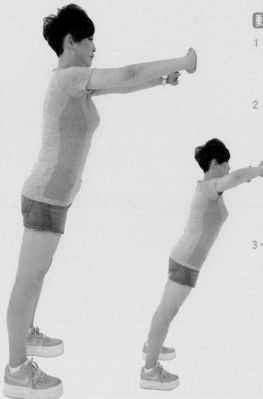

動作

1. 和牆面保持約一隻手臂的距離，身體站直，雙腳站穩並打開與肩同寬。
2. 眼睛平視前方，將兩手打直，手掌貼在牆面上。
3. 身體下壓時，手肘與手臂呈直角。手臂與腹部用力撐住約 20 至 30 秒後，再將手臂打直。下壓時吸氣、打直時吐氣。做 5 至 10 回。

SPORT

抬腿

　　這個運動最主要是鍛鍊大腿的股四頭肌，讓膝關節的負重輕一些。很多體型較胖的人，走路時膝關節大多會出現疼痛、痠麻感，這是股四頭肌太軟、無力的緣故。若能經常做這個運動，不僅走路會變得輕盈，大腿肌肉也會變得緊實，腿部看起來纖細不再粗壯。

　　就算沒有椅子也可以做這個運動！只要用手稍微扶著桌子（千萬不要打算金雞獨立，什麼都不扶），將腿伸直且膝關節用力。切記腳尖一定要朝上！

目的 消除大腿內側贅肉，緊實大腿肌肉。

動作

1. 坐正不要駝背，背部也不要靠著椅背，屁股約坐到椅子的 1／2 或 2／3 處。
2. 雙手向後打直，反手抓著椅墊或椅背。一隻腳踩在地上，另一隻腳往上提高約 60 度，膝蓋用力、腳伸直，停留約 20 秒左右。
3. 待大腿微痠時，再換另一隻腳重複同樣動作，操作過程中正常呼吸即可。

腳尖一定要朝上。

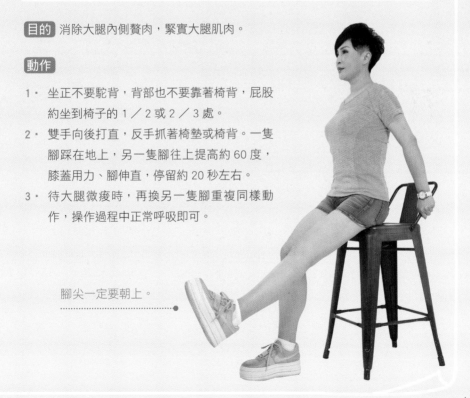

Orange Health 09

不用餓肚子，5週瘦10公斤
——吃美食、睡好覺，不用上健身房的輕鬆減重法

作者：王瑞玲

出版發行

橙實文化有限公司 CHENG SHI Publishing Co., Ltd
粉絲團 https://www.facebook.com/OrangeStylish/
MAIL: orangestylish@gmail.com

作　　者	王瑞玲
總 編 輯	于筱芬　CAROL YU, Editor-in-Chief
副總編輯	謝穎昇　EASON HSIEH, Deputy Editor-in-Chief
行銷主任	陳佳惠　IRIS CHEN, Marketing Manager

美術編輯	亞樂設計
製版／印刷／裝訂	皇甫彩藝印刷股份有限公司
贊助廠商	

編輯中心

ADD／桃園市大園區領航北路四段382-5號2樓
2F., No.382-5, Sec. 4, Linghang N. Rd., Dayuan Dist., Taoyuan City 337, Taiwan (R.O.C.)
TEL／（886）3-381-1618　FAX／（886）3-381-1620
MAIL: orangestylish@gmail.com
粉絲團 https://www.facebook.com/OrangeStylish/

經銷商

聯合發行股份有限公司
ADD ／新北市新店區寶橋路 235 巷 6 弄 6 號 2 樓
TEL ／（886）2-2917-8022　FAX ／（886）2-2915-8614
出版日期 2019 年 1 月

請 貼 郵 票

橙實文化有限公司
CHENG -SHI Publishing Co., Ltd

33743 桃園市大園區領航北路四段 382-5 號 2 樓

讀者服務專線：（03）381-1618

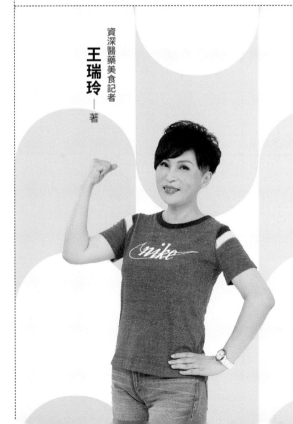

資深醫藥美食記者
王瑞玲——著

吃美食、睡好覺，
不用上健身房的輕鬆減重法

5週瘦 10公斤

不用餓肚子

Orange Health 系列

讀 者 回 函

書系：Orange Health 09
書名：不用餓肚子，5 週瘦 10 公斤——吃美食、睡好覺，不用上健身房的輕鬆減重法

讀者資料（讀者資料僅供出版社建檔及寄送書訊使用）

- 姓名：＿＿＿＿＿＿＿＿＿＿＿＿
- 性別：□男　　□女
- 出生：民國 ＿＿＿＿ 年 ＿＿＿＿ 月 ＿＿＿＿ 日
- 學歷：□大學以上　□大學　□專科　□高中（職）　□國中　□國小
- 電話：＿＿＿＿＿＿＿＿＿＿＿＿＿＿＿＿＿＿＿＿＿＿＿
- 地址：＿＿＿＿＿＿＿＿＿＿＿＿＿＿＿＿＿＿＿＿＿＿＿
- E-mail：＿＿＿＿＿＿＿＿＿＿＿＿＿＿＿＿＿＿＿＿＿＿
- 您購買本書的方式：□博客來　□金石堂（含金石堂網路書店）□誠品
  □其他＿＿＿＿＿＿＿＿＿＿＿＿＿＿＿＿＿＿（請填寫書店名稱）
- 您對本書有哪些建議？＿＿＿＿＿＿＿＿＿＿＿＿＿＿＿＿＿＿
- 您希望看到哪些部落客或名人出書？＿＿＿＿＿＿＿＿＿＿＿＿
- 您希望看到哪些題材的書籍？＿＿＿＿＿＿＿＿＿＿＿＿＿＿＿
- 為保障個資法，您的電子信箱是否願意收到橙實文化出版資訊及抽獎資訊？
  □願意　　□不願意

買書抽好禮

① 活動日期：即日起至2019年3月15日
② 中獎公布：2019年3月20日於橙實文化 FB 粉絲團公告中獎名單，請中獎人主動私訊收件資料，若資料有誤則視同放棄。
③ 抽獎資格：購買本書並填妥讀者回函，郵寄到公司；或拍照 MAIL 到信箱。並於 FB 粉絲團按讚及參加粉絲團新書相關活動。
④ 注意事項：中獎者必須自付運費，詳細抽獎注意事項公布於橙實文化 FB 粉絲團，橙實文化保留更動此次活動內容的權限。

橙實文化 FB 粉絲團
https://www.facebook.com/OrangeStylish/

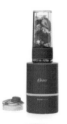

【OSTER】
OSTER BALL
隨我型果汁機

市價約1680元
限量1份

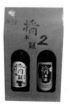

【醬本缸】
甕底古早黑豆醬油
/清露黑豆醬油
（一組2瓶）

市價約700元
限量15份

（以上贈品數量有限，款式隨機出貨）